LE GUIDE ANTI-RUPTURE

RUPTURE SOUDAINE:
CE QUE J'AURAIS DÛ
FAIRE POUR LA (LE) GARDER

Théo LAMBERT

Les Secrets Pour
Garder l'Être Aimé

Table des matières

AVANT-PROPOS

Cher lecteur, chère lectrice,

Chaque rupture est un choc. Mais quand la rupture survient de manière soudaine, elle laisse un vide encore plus profond, une série de questions sans réponse, et souvent, une douleur qui semble insurmontable. Ce livre est né de ma propre expérience face à une rupture que je n'ai jamais vue venir. À travers les doutes, les regrets et les leçons apprises, j'ai ressenti le besoin d'explorer ce que j'aurais pu faire différemment, non seulement pour comprendre, mais aussi pour guérir.

Ce manuscrit n'est pas simplement un retour sur ce que j'ai vécu, mais un guide pour tous ceux qui se retrouvent soudainement confrontés à la fin d'une relation sans vraiment comprendre pourquoi. J'ai voulu partager mes réflexions et mes erreurs dans l'espoir que d'autres puissent éviter de tomber dans les mêmes pièges.

L'objectif de ce livre est d'offrir une perspective honnête et vulnérable sur les raisons qui m'ont échappé, les actions que j'aurais pu entreprendre, et surtout, les erreurs que j'aurais pu éviter. Il ne s'agit pas ici d'une solution magique pour **"récupérer"** quelqu'un, mais plutôt d'une exploration des gestes et des choix qui peuvent renforcer une relation avant qu'il ne soit trop tard.

J'ai écrit ce livre parce que j'aurais aimé, au moment de ma rupture, avoir quelqu'un pour me guider, pour me dire que ce que je ressentais était normal, et pour m'offrir des conseils concrets sur comment mieux réagir et comprendre les signes que j'avais négligés.

Parce qu'au fond, une rupture, aussi douloureuse soit-elle, peut aussi être l'occasion de grandir, de mieux comprendre ce qu'on désire vraiment dans une relation, et de ne plus répéter les mêmes erreurs à l'avenir.

Avec toute ma sincérité,

Théo LAMBERT

INTRODUCTION

I. INTRODUCTION

I.1 Le choc d'une rupture soudaine

Lorsque la rupture frappe de façon soudaine, elle crée un bouleversement profond. C'est un choc émotionnel que peu de gens sont préparés à affronter. L'instant où tout semble basculer sans avertissement laisse place à des sentiments de confusion, d'abandon et parfois même de désespoir. On se demande ce qui s'est passé, pourquoi cela est arrivé, et surtout, si on aurait pu faire quelque chose pour éviter cet effondrement.

Dans une relation, nous avons tendance à croire que l'amour que nous partageons est assez fort pour surmonter les obstacles. Cependant, parfois, malgré nos meilleures intentions, les signes annonciateurs de la rupture nous échappent. Nous ignorons des indices subtils, des changements dans la dynamique de la relation qui, accumulés, conduisent à cet événement dévastateur qu'est la rupture.

J'ai personnellement traversé cette épreuve, et c'est précisément ce choc qui m'a poussé à écrire ce livre. Je me suis retrouvé à revivre chaque instant, à repenser chaque mot, chaque geste, à essayer de comprendre ce que j'aurais pu faire différemment. Ce sentiment d'impuissance face à un départ inattendu est l'une des expériences les plus troublantes dans une vie amoureuse. Mais c'est aussi une occasion de comprendre, d'apprendre et, avec le temps, de guérir.

Ce livre est né de cette expérience personnelle, mais il s'adresse aussi à tous ceux qui ont traversé ou qui traversent cette épreuve. Il s'agit de comprendre pourquoi une rupture soudaine survient, de reconnaître les erreurs que nous faisons souvent sans en être conscients, et de proposer des solutions concrètes pour éviter qu'une telle situation ne se reproduise.

La douleur d'une rupture inattendue ne réside pas seulement dans la perte de l'autre, mais dans le sentiment qu'on aurait pu l'empêcher. Ce qui fait le plus mal, c'est cette impression d'avoir été pris par surprise, de ne pas avoir vu venir la fin. Ce livre vous guidera à travers une analyse approfondie des erreurs que nous commettons dans une relation sans même nous en rendre compte. Mon objectif est de vous aider à identifier ces moments-clés où tout aurait pu basculer différemment, et de vous donner les outils nécessaires pour agir avant qu'il ne soit trop tard.

Comprendre une rupture, c'est aussi comprendre les signes avant-coureurs. Dans les prochains chapitres, nous explorerons ces signes, parfois subtils, parfois évidents, mais souvent ignorés. Nous discuterons également des comportements à adopter pour renforcer une relation avant que les tensions ne deviennent insurmontables. Mon objectif est de vous offrir des conseils pratiques et concrets pour naviguer à travers les difficultés relationnelles et prévenir l'inattendu.

Je ne prétends pas que toutes les ruptures peuvent être évitées. Il y a des moments où, malgré tous les efforts, les relations prennent fin. Mais en vous armant des connaissances et des stratégies que je partage dans ce livre, vous serez mieux préparés à anticiper les problèmes et à réagir de manière plus constructive lorsque des défis se présentent. Ce n'est pas seulement un livre sur la rupture, mais aussi sur la manière de mieux comprendre votre partenaire, de mieux communiquer et, finalement, de construire une relation plus saine et plus épanouissante.

Ensemble, nous allons explorer comment un choc aussi brutal que celui d'une rupture soudaine peut être un point de départ vers une transformation positive, pour vous et pour vos futures relations.

I.2 Pourquoi écrire ce livre: Mes regrets et mes leçons

J'ai décidé d'écrire ce livre pour une raison simple: l'immense sentiment de regret qui m'a envahi suite à une séparation brutale que je n'avais pas vu venir. Si vous lisez ces lignes, vous avez peut-être déjà vécu cette même expérience, ou vous craignez de la vivre un jour. Une relation qui s'effondre sans prévenir peut laisser un vide difficile à combler. On se retrouve à analyser chaque détail de la relation, à se demander ce qu'on aurait pu dire ou faire pour éviter ce dénouement. C'est précisément dans ces moments de réflexion que les regrets prennent forme.

Mes regrets se sont cristallisés autour de plusieurs erreurs que je n'avais même pas reconnues à l'époque. Il m'a fallu du temps pour comprendre ce que j'aurais dû faire différemment, mais en revisitant les événements, j'ai réalisé que certaines actions auraient pu non seulement prévenir la rupture, mais aussi renforcer la relation. Ce livre est le résultat de ces réflexions, un partage honnête de ce que j'ai appris dans ce processus.

J'écris également pour les personnes qui, comme moi, n'ont pas su détecter les signaux d'alarme. Ce n'est pas facile d'admettre ses erreurs, mais je crois fermement que c'est en les acceptant que nous pouvons vraiment grandir. J'espère que ce livre vous aidera à mieux comprendre les dynamiques qui, souvent, passent inaperçues jusqu'à ce qu'il soit trop tard. Les leçons que j'ai apprises sont autant de conseils que je partage ici pour vous éviter de traverser la même douleur que moi.

La première leçon que j'ai tirée, c'est qu'une relation se construit au quotidien. Il ne suffit pas de croire que l'amour seul peut tout résoudre. La communication, la patience et la compréhension mutuelle nourrissent et renforcent cet amour. Souvent, ce sont les petites choses que l'on néglige – des gestes simples, des discussions qu'on repousse – qui finissent par éroder la fondation même de la relation. Mon plus grand regret a été de ne pas accorder assez d'importance à ces moments.

Il y a cette tendance humaine à ignorer les signes avant-coureurs. Nous croyons parfois que les problèmes dans une relation vont se résoudre d'eux-mêmes, ou qu'ils sont insignifiants. En réalité, ces petits signes sont comme des indices nous avertissant que quelque chose ne va pas. J'ai appris que ces signaux, s'ils sont ignorés, peuvent entraîner des conséquences négatives.

Un autre aspect qui m'a poussé à écrire ce livre est la difficulté que nous avons à parler de nos émotions. Souvent, par peur de créer des tensions ou de provoquer un conflit, nous préférons taire ce qui nous dérange. J'ai commis cette erreur. En ne parlant pas de mes besoins et de mes insécurités, j'ai laissé des non-dits se multiplier, créant un fossé entre mon partenaire et moi. Ce livre cherche à vous encourager à avoir ces conversations difficiles, mais nécessaires, avant qu'il ne soit trop tard.

Il y a cette leçon qui est peut-être la plus douloureuse: accepter que parfois, malgré tous les efforts, une relation peut quand même se terminer. Au lieu de se culpabiliser, il est plus constructif de transformer ces moments en tremplins pour progresser. Ce livre vous offre des pistes pour comprendre ces leçons et vous aider à mieux naviguer dans vos relations futures.

Mon objectif est de vous éviter de ressentir le même poids de regret que j'ai dû porter. Je veux que vous puissiez, à travers ce livre, comprendre les subtilités d'une relation, apprendre à mieux communiquer, et surtout, éviter les erreurs que j'ai commises. Je ne prétends pas détenir toutes les réponses, mais si je peux vous aider à prévenir une rupture soudaine ou à mieux réagir si cela se produit, alors ce livre aura rempli son rôle.

I.3 Ce que j'aurais fait différemment

Quand une rupture arrive sans prévenir, la première chose que l'on ressent, après le choc, c'est une vague de regrets. On commence à repasser en boucle les moments passés, les conversations et les gestes, à se demander où tout a basculé. Ce processus est douloureux, mais il est aussi naturel. Après tout, lorsque quelque chose d'aussi important s'effondre, il est humain de vouloir comprendre ce qui aurait pu être différent.

En regardant en arrière, plusieurs choses me paraissent évidentes, mais à l'époque, je n'ai pas su les voir. Je crois que c'est souvent le cas dans les relations. On se concentre sur le quotidien, sur les petites urgences, sans se rendre compte que certains détails méritent plus d'attention. Si je devais revivre cette relation, il y a beaucoup de choses que je changerais, et c'est exactement ce que je vais partager dans ce livre.

L'une des premières choses que j'aurais fait différemment est de prêter plus d'attention aux signes subtils de distance émotionnelle. Très souvent, dans une relation, des changements discrets se produisent. Ce ne sont pas forcément de grandes disputes ou des affrontements évidents, mais plutôt de petites déconnexions qui s'accumulent avec le temps. J'ai négligé ces signes. Je les ai ignorés, pensant que ce n'étaient que des phases passagères. Pourtant, ce sont souvent ces petits moments non résolus qui finissent par créer une barrière entre deux personnes.

J'aurais certainement mis plus d'effort dans la communication. Il est facile de supposer que l'autre sait ce que l'on ressent, ou qu'il comprend nos intentions. Mais la vérité, c'est que sans une communication claire et ouverte, des malentendus peuvent rapidement se transformer en frustrations. J'aurais dû parler davantage, exprimer ce que je ressentais, et surtout, être à l'écoute des besoins non verbalisés de mon partenaire. Trop souvent, j'ai laissé des sujets importants sous silence par peur de créer des conflits. En réalité, ces conversations auraient probablement renforcé notre lien.

J'aurais aussi montré plus d'empathie. Nous sommes souvent tellement absorbés par notre propre point de vue que nous oublions de nous mettre à la place de l'autre. Il m'a fallu du temps pour comprendre que dans une relation, il ne s'agit pas seulement de ce que l'on ressent soi-même, mais aussi de la manière dont l'autre vit les situations. Si j'avais pris le temps d'écouter plus attentivement, de me demander comment l'autre percevait nos moments difficiles, peut-être aurais-je pu désamorcer certaines tensions avant qu'elles ne deviennent irréversibles.

Un autre aspect crucial que je modifierais est la gestion des conflits. J'ai souvent cru qu'éviter les disputes était une manière de protéger la relation, mais j'ai compris qu'éviter les confrontations ne fait que repousser les problèmes. J'aurais dû aborder les conflits de manière plus constructive, en les voyant comme des occasions d'apprendre et de grandir ensemble, plutôt que comme des obstacles à éviter.

J'aurais pris plus de temps pour vraiment apprécier les moments que nous avons partagés. Dans le tourbillon du quotidien, il est facile d'oublier de montrer de la gratitude pour les petites choses. J'aurais dû exprimer plus souvent mon appréciation, reconnaître à quel point mon partenaire comptait pour moi et faire en sorte que cela soit ressenti dans chacun de mes gestes. Ce sont ces petites marques d'affection qui font toute la différence.

Ce livre est un témoignage de ces réflexions. En partageant ce que j'aurais fait différemment, j'espère vous aider à prendre conscience de ces dynamiques avant qu'il ne soit trop tard dans votre propre relation. Il n'est jamais facile d'admettre ses erreurs, mais c'est en les reconnaissant que l'on peut véritablement avancer.

I.4 L'importance de la rétrospection après une rupture

Quand une relation se termine de manière brutale, la tentation est souvent de se tourner vers la colère, la tristesse ou la confusion. Cependant, une des clés pour comprendre ce qui s'est réellement passé et pour pouvoir avancer est la rétrospection. Se plonger dans le passé peut sembler douloureux au début, mais c'est un exercice essentiel pour donner un sens à ce que nous avons vécu et pour apprendre de nos erreurs.

La rétrospection est un processus qui consiste à regarder en arrière, non pas pour se blâmer ou s'accabler de regrets, mais pour examiner objectivement ce qui a fonctionné et ce qui n'a pas fonctionné dans la relation. C'est un moyen de prendre du recul, d'observer les dynamiques relationnelles sous un angle nouveau, avec moins d'émotions à vif. Cela permet non seulement de mieux comprendre les erreurs passées, mais aussi d'éviter de les reproduire dans de futures relations.

Après une rupture, il est naturel de vouloir comprendre pourquoi tout a basculé. Très souvent, les signes avant-coureurs étaient déjà présents, mais nous n'étions pas en mesure de les voir clairement. La rétrospection nous permet d'identifier ces moments clés, de reconnaître les occasions manquées où nous aurions pu réagir autrement. En ce sens, elle devient un outil de croissance personnelle et relationnelle.

L'importance de la rétrospection après une rupture réside dans sa capacité à nous donner des réponses. Sans cette analyse, nous risquons de répéter les mêmes erreurs, de tomber dans les mêmes schémas.

C'est en prenant le temps de réfléchir sur les moments cruciaux de la relation que nous pouvons apprendre à mieux réagir face aux défis relationnels à l'avenir. Cela ne signifie pas que nous devrions nous perdre dans le passé, mais plutôt que nous devrions l'examiner avec une intention constructive.

Un autre aspect fondamental de la rétrospection est qu'elle nous permet de mieux comprendre notre rôle dans la relation. Nous avons souvent tendance à externaliser les responsabilités lors d'une rupture: c'est la faute de l'autre, des circonstances, du manque de chance. Pourtant, en nous regardant de plus près, nous découvrons que nous avons également un rôle à jouer. Bien que nous ne soyons pas responsables de tout, il est pertinent de considérer notre rôle dans l'évolution de nos relations.

Cette prise de conscience est libératrice, car elle nous donne la capacité de changer. Lorsque nous comprenons les erreurs que nous avons faites, nous pouvons travailler à ne plus les répéter. Par exemple, si la rétrospection révèle un manque de communication, nous pouvons faire de la communication un pilier essentiel dans nos futures relations. Si nous réalisons que nous avons ignoré certains besoins émotionnels de notre partenaire, nous apprenons à être plus attentifs à ces signaux.

En tant que psychologue spécialisé dans les relations de couple, j'encourage souvent mes patients à pratiquer la rétrospection après une rupture. Cela ne doit pas être un exercice d'auto-flagellation, mais plutôt une opportunité de croissance. La rupture est souvent vécue comme un échec, mais en réalité, elle peut être une des expériences les plus formatrices si nous l'abordons de manière proactive. Apprendre à regarder en arrière, à comprendre ses erreurs et à en tirer des leçons est un des plus grands cadeaux que nous puissions nous faire.

La rétrospection nous offre également la possibilité de pardonner, que ce soit à nous-mêmes ou à l'autre. En comprenant les circonstances, en reconnaissant les émotions qui ont joué un rôle dans la rupture, il devient plus facile de lâcher prise sur la colère ou la culpabilité. Ce processus est essentiel pour la guérison. En laissant derrière nous les sentiments négatifs, nous ouvrons la porte à une nouvelle perspective, plus saine et plus constructive pour l'avenir.

La rétrospection après une rupture n'est pas seulement importante, elle est essentielle. C'est elle qui nous permet de transformer une expérience douloureuse en une opportunité d'apprentissage et de croissance. Ce livre est justement conçu pour vous aider dans ce cheminement, en vous offrant des outils pour mieux comprendre ce qui s'est passé et comment éviter que cela ne se reproduise.

I.5 Comment ce livre peut vous aider à éviter les mêmes erreurs

Ce livre n'est pas seulement une réflexion personnelle sur les erreurs commises au sein d'une relation, mais surtout un guide pratique pour vous aider à ne pas reproduire ces mêmes erreurs. Lorsque nous traversons une rupture soudaine, il est naturel de se demander où tout a dérapé, mais il est encore plus essentiel de comprendre comment agir différemment à l'avenir. Ce livre a été conçu pour vous donner les outils nécessaires afin d'analyser ce qui n'a pas fonctionné et de corriger le tir dans vos futures relations.

L'un des premiers objectifs de ce livre est de vous sensibiliser aux signes que nous avons tendance à négliger dans une relation. Très souvent, nous ignorons les petits détails qui, à long terme, s'accumulent et créent des tensions invisibles. En identifiant ces signaux dès le départ, vous pourrez non seulement mieux comprendre votre partenaire, mais aussi ajuster vos comportements pour éviter que les malentendus ne s'enveniment. Chaque chapitre de ce livre explore ces indicateurs et vous offre des solutions concrètes pour réagir avant qu'il ne soit trop tard.

Un autre aspect fondamental de ce livre est de vous aider à mieux communiquer. Trop souvent, les ruptures se produisent non parce qu'il manque de l'amour, mais parce qu'il manque de la communication. Nous assumons que l'autre sait ce que nous pensons, ou nous retenons nos sentiments par peur de créer des conflits. Ce livre vous apprendra à parler de vos besoins et à écouter ceux de l'autre. Vous apprendrez comment poser des questions, exprimer vos insécurités et gérer des sujets délicats sans créer des tensions inutiles.

J'aborde également la gestion des conflits, un élément clé qui peut souvent déterminer le sort d'une relation. Les disputes font partie de la vie de couple, mais elles ne doivent pas nécessairement mener à la rupture. Ce livre vous fournira des stratégies pour aborder les conflits de manière saine et constructive. Plutôt que de les voir comme des obstacles insurmontables, vous apprendrez à les considérer comme des occasions d'améliorer votre relation. Vous verrez que certains conflits peuvent même renforcer un couple lorsqu'ils sont bien gérés.

Par ailleurs, un des points les plus souvent négligés dans une relation est l'importance de l'empathie. Ce livre vous guidera dans le développement d'une plus grande empathie envers votre partenaire. Trop souvent, nous sommes pris dans notre propre point de vue et nous oublions d'essayer de comprendre ce que ressent l'autre. En cultivant cette capacité à se mettre à la place de l'autre, vous serez mieux armés pour répondre à ses besoins et maintenir une connexion émotionnelle forte.

Ce livre est conçu pour vous aider à éviter les erreurs que j'ai personnellement commises. À travers mes expériences, j'ai appris des leçons essentielles sur ce qu'il faut faire et ne pas faire pour garder une relation en bonne santé. Je partage ces leçons avec vous non pas pour vous donner des réponses toutes faites, mais pour vous offrir des pistes de réflexion et des conseils pratiques que vous pourrez adapter à votre propre situation.

Découvrez pourquoi les ruptures surviennent et comment les prévenir. Ce livre vous offre les clés pour bâtir des relations plus solides, basées sur la communication et l'empathie. Que vous soyez en couple ou célibataire, vous trouverez des outils pour un amour durable.

Je souhaite que ce livre vous permette d'éviter les mêmes erreurs que celles que j'ai pu commettre, et que vous puissiez, à travers ces pages, trouver des solutions et des réponses pour entretenir une relation saine et équilibrée. Le chemin peut être difficile, mais avec les bons outils, il est possible de construire quelque chose de fort et de beau.

CHAPITRE 1: COMPRENDRE LA RUPTURE SOUDAINE

1.1 Les signes avant-coureurs que j'ai ignorés

Lorsqu'une rupture soudaine survient, elle donne souvent l'impression d'être tombée comme un coup de tonnerre dans un ciel serein. Pourtant, en y regardant de plus près, on se rend compte que certains signes étaient déjà là, mais qu'on les a tout simplement ignorés. Comprendre ces signes avant-coureurs est essentiel pour éviter que la situation ne se reproduise. Il ne s'agit pas de chercher des excuses ou de se blâmer, mais de mieux comprendre les dynamiques qui ont mené à cette séparation.

L'une des choses que j'ai apprises dans mon expérience personnelle, et en travaillant avec de nombreux couples, c'est que les signes d'une rupture ne sont pas toujours évidents. Ce sont des détails que l'on considère comme insignifiants à première vue, mais qui prennent toute leur importance avec le temps. Par exemple, un manque de communication de plus en plus fréquent ou une absence d'intimité émotionnelle peuvent passer inaperçus dans la routine quotidienne, mais en réalité, ils signalent une distance qui se creuse entre les partenaires.

Examinons le cas de Clara et Thomas, un couple que j'ai accompagné. Leur relation semblait idéale en surface, mais Clara a commencé à remarquer que Thomas passait de moins en moins de temps à lui parler des petits détails de sa journée. Il n'y avait pas de disputes, juste un silence qui s'installait. Clara pensait que c'était temporaire, lié au stress du travail, mais cette déconnexion émotionnelle s'est intensifiée avec le temps. Ce genre de signe, même subtil, est un indicateur que quelque chose ne va pas. Ignorer ces signaux peut malheureusement conduire à une rupture qui semble soudaine, mais qui a en réalité été en gestation pendant un certain temps.

Un autre signe avant-coureur souvent négligé est la diminution des moments de complicité. Chaque couple passe par des phases où la passion diminue légèrement, mais quand les moments de rire, de partage ou de simple bonheur ensemble deviennent rares, c'est un signe que l'un ou les deux partenaires commencent à se détacher. Dans ces moments, il est facile de se dire que **"ça ira mieux"**, mais la vérité est qu'il faut agir dès que ce changement se fait sentir. L'histoire de Jean et Sophie illustre cela: ils avaient toujours été un couple très complice, mais avec le temps, ils ont cessé de sortir ensemble ou même de partager des moments simples comme regarder un film. Ce sont ces petits instants qui renforcent un couple, et lorsqu'ils disparaissent, c'est souvent le signe qu'une distance émotionnelle est en train de se créer.

Les critiques récurrentes et les conflits non réglés sont fréquemment sous-estimés. Nous pensons souvent que les disputes font partie de la vie de couple, ce qui est vrai dans une certaine mesure. Mais lorsque les conflits deviennent un mode de communication régulier ou que des sujets importants sont constamment évités, cela peut indiquer que la relation est en difficulté. Ignorer ces conflits ou, pire, éviter de les résoudre, crée un terreau fertile pour les rancunes. Dans ces situations, chaque petit désaccord peut devenir une pierre de plus dans le mur qui sépare les partenaires.

Ce qui complique souvent la lecture de ces signes, c'est qu'ils ne se manifestent pas tous de manière évidente. Il n'y a pas de grandes disputes ni de moments de crise visibles. Au lieu de cela, il s'agit d'une série de petits changements, presque imperceptibles, mais qui, mis bout à bout, finissent par éroder la relation. Il peut s'agir de se sentir moins soutenu, d'avoir l'impression que les priorités de l'autre ont changé, ou même de remarquer que les conversations profondes deviennent rares.

Le plus grand piège dans ces situations est la passivité. Souvent, par peur de créer des tensions ou par simple négligence, nous laissons ces signes s'accumuler. Mais comme tout problème non résolu, ils finissent par atteindre un point de rupture. Ce livre vous aidera à identifier ces signes avant qu'ils ne deviennent trop lourds à gérer et à adopter une approche proactive pour préserver la relation.

Si vous êtes attentif à ces signaux et que vous les reconnaissez avant qu'ils ne s'aggravent, vous pouvez réagir de manière constructive. C'est cette prise de conscience qui fait toute la différence. La clé d'une relation solide réside dans une communication authentique. Soyez à l'écoute de votre partenaire et exprimez aussi vos propres besoins.

1.2 Ce qui conduit souvent à une rupture imprévisible

Quand une rupture survient de façon soudaine, elle semble imprévisible, presque comme si elle avait frappé sans avertissement. Mais en réalité, chaque relation évolue sous l'influence de multiples facteurs, souvent invisibles à première vue, qui, s'ils ne sont pas pris en compte, conduisent à une séparation inattendue. Comprendre ces dynamiques sous-jacentes permet de mieux anticiper et d'éviter ces situations.

L'une des causes les plus courantes derrière une rupture imprévisible est le manque de communication. Ce manque ne se manifeste pas toujours de manière évidente. Il peut s'agir d'un couple qui cesse de parler de ses émotions, de ses frustrations ou de ses besoins. Prenons le cas concret de Julie et Maxime. Au début de leur relation, ils se parlaient longuement de leurs rêves et de leurs attentes. Mais avec le temps, leurs discussions sont devenues de plus en plus superficielles. Maxime ressentait de la frustration par rapport à son travail, mais n'en parlait jamais à Julie, pensant qu'elle ne comprendrait pas. Julie, de son côté, se sentait de plus en plus isolée émotionnellement, mais ne le communiquait pas non plus. Cette absence de dialogue a créé une distance entre eux, un fossé qui s'est agrandi jusqu'à ce que Julie décide de mettre fin à la relation, laissant Maxime complètement surpris. Pourtant, pour elle, cette rupture semblait inévitable.

Un autre facteur clé est l'accumulation de petites frustrations non résolues. Les conflits non adressés, aussi mineurs soient-ils, peuvent s'accumuler et finir par devenir une montagne infranchissable. Cela peut être un commentaire déplaisant qui reste en suspens, une promesse non tenue, ou une attente qui n'a jamais été exprimée.

Lorsqu'un couple ne prend pas le temps de régler ces petits accrochages, ils finissent par peser lourdement sur la relation. Ces désaccords doivent être résolus rapidement pour préserver notre relation. Explorons l'exemple de Karim et Amélie. Chaque semaine, ils se disputaient pour des détails — qui allait faire les courses, qui s'occupait de certaines tâches ménagères. Amélie gardait tout cela pour elle, pensant que c'était futile d'en parler. Mais au fil du temps, ces petites disputes ont érodé leur complicité, et Karim n'a jamais vu la rupture venir.

Le changement dans les priorités individuelles est également une raison fréquente derrière les ruptures imprévisibles. Au fil du temps, les attentes, les projets et les valeurs des partenaires peuvent évoluer. Dans une relation, il est important que chacun se sente écouté et compris dans cette évolution. Lorsqu'un des partenaires change de direction dans sa vie sans que l'autre le sache ou le comprenne, cela crée une déconnexion émotionnelle. Sarah, par exemple, avait toujours rêvé de voyager et de voir le monde. Mais à mesure que les années passaient, son partenaire David devenait de plus en plus attaché à sa routine. Il ne voyait pas pourquoi elle avait besoin de changer de cadre ou de faire des expériences nouvelles. Leurs chemins ont divergé sans qu'ils ne réalisent à quel point, jusqu'à ce que Sarah ressente le besoin de partir.

Il y a aussi cette croyance persistante que **"l'amour suffit"**. C'est une belle idée, mais dans la réalité, une relation demande du travail, de l'attention et de l'investissement. Laisser la relation **"sur pilote automatique"**, sans cultiver l'intimité, la communication ou l'affection, peut rendre la rupture inévitable, même si elle semble venir de nulle part. La routine, par exemple, peut devenir un piège insidieux. Quand les partenaires cessent de faire des efforts l'un pour l'autre, de surprendre, de s'intéresser aux passions et aux besoins de l'autre, la relation peut lentement s'effriter.

En prenant le temps d'observer votre relation et de vérifier que chacun se sent à l'écoute, vous réduisez les risques d'une rupture inattendue. Poser des questions simples, mais honnêtes, comme **"Comment te sens-tu dans notre relation?"** ou **"Est-ce qu'il y a quelque chose que je pourrais faire pour améliorer notre connexion?"** peut faire une grande différence.

Une rupture **"imprévisible"** est souvent le résultat d'un manque d'attention aux petits détails qui construisent ou détruisent une relation. En apprenant à détecter ces signes, à maintenir une communication ouverte et à entretenir activement la relation, il est possible d'éviter que le couple ne se désagrège en silence.

1.3 Pourquoi certaines ruptures semblent inattendues

Certaines ruptures semblent tomber du ciel, comme si elles s'étaient produites du jour au lendemain. Mais en réalité, les ruptures **"inattendues"** ne le sont presque jamais. Elles sont souvent le résultat d'une accumulation de tensions, de besoins non satisfaits et de malentendus qui n'ont jamais été exprimés ou résolus. Pourquoi tant de séparations donnent-elles l'impression d'être aussi soudaines?

Les ruptures semblent inattendues lorsque l'un des partenaires a caché ses frustrations ou ses insatisfactions pendant longtemps. Beaucoup de gens, par peur du conflit ou par manque d'outils de communication, préfèrent garder leurs émotions pour eux. Ils accumulent les déceptions, les petites rancunes, et évitent les discussions difficiles. Par exemple, Léa, après cinq ans de relation avec Marc, a commencé à se sentir négligée. Plutôt que de parler ouvertement de ce qu'elle ressentait, elle a choisi de rester silencieuse, espérant que Marc finirait par comprendre de lui-même. Mais le temps passait, et Léa se renfermait de plus en plus. Quand elle a finalement mis fin à la relation, Marc était sous le choc, ne comprenant pas pourquoi elle avait pris cette décision. Pourtant, pour Léa, cette rupture était la suite logique de plusieurs mois, voire d'années, de non-dits.

Il y a la question des attentes non partagées. Dans une relation, chacun a ses propres attentes en termes de comportement, de soutien et de rôle que l'autre doit jouer. Lorsque ces attentes ne sont pas discutées ou sont mal comprises, cela peut créer un fossé invisible. Étudions le cas de Claire et Nicolas. Claire pensait que Nicolas la soutiendrait davantage dans ses projets professionnels, mais il ne lui avait jamais exprimé qu'il se sentait parfois délaissé par ses ambitions. Ce manque de synchronisation dans leurs attentes a creusé une distance entre eux, que ni l'un ni l'autre ne voyait clairement, jusqu'à ce que Claire finisse par décider de rompre. Pour Nicolas, tout allait bien, mais pour Claire, cette rupture était le fruit d'une longue réflexion.

Il y a aussi des ruptures qui semblent soudaines parce que l'un des partenaires traverse une crise personnelle qui n'est pas partagée avec l'autre. Que ce soit une crise existentielle, un stress professionnel ou des difficultés familiales, ces événements peuvent pousser une personne à réévaluer sa vie, y compris sa relation. Lorsque l'autre partenaire n'est pas au courant de cette crise intérieure, la rupture paraît complètement imprévisible. Jean, par exemple, a mis fin à sa relation avec Sophie après plusieurs mois de dépression qu'il avait cachée. Sophie ne comprenait pas comment ils en étaient arrivés là, car Jean n'avait jamais exprimé son mal-être. Pourtant, pour lui, quitter la relation semblait être la seule issue.

Les ruptures **"inattendues"** sont aussi le résultat de l'usure naturelle de la relation. Quand un couple entre dans une routine, l'un ou les deux partenaires peuvent se détacher progressivement, sans que l'autre ne le remarque. Cette déconnexion peut être imperceptible au début, mais elle finit par devenir un problème majeur. Isabelle et Damien ont vécu cette situation. Ils menaient une vie paisible, sans disputes majeures, mais aussi sans beaucoup d'émotions fortes. Avec le temps, Isabelle a ressenti un manque de passion, mais Damien, absorbé par leur quotidien, ne l'a jamais remarqué. Quand Isabelle a rompu, Damien a été pris de court, ne voyant pas venir cette décision. Pourtant, leur relation s'était affaiblie lentement, sans que cela ne soit confronté ouvertement.

Certaines ruptures semblent inattendues parce que nous n'avons pas été suffisamment attentifs aux signes subtils. Ce ne sont pas toujours de grandes disputes qui annoncent la fin d'une relation. Cela peut être un simple changement dans la manière de communiquer, un éloignement progressif dans les habitudes ou même une diminution de l'intérêt pour les projets communs. Quand ces signes ne sont pas pris en compte ou sont ignorés, la rupture semble nous tomber sans prévenir.

Ce que ces exemples montrent, c'est que les ruptures qui paraissent soudaines sont souvent le résultat d'un manque de communication, d'écoute ou de compréhension mutuelle. Elles sont rarement des événements vraiment imprévisibles, mais plutôt le point culminant d'un déséquilibre qui a été ignoré pendant trop longtemps. La leçon à en tirer est simple: être attentif à ce que l'on ressent et à ce que l'autre exprime, même silencieusement, est fondamental pour éviter d'être surpris par une séparation.

La rupture peut sembler inattendue, mais si nous apprenons à prêter attention aux besoins non exprimés et aux signes subtils, nous serons mieux préparés à maintenir une relation saine et équilibrée. Ignorer les petites fissures peut mener à une cassure totale. La clé est de rester connecté, même dans les moments les plus simples.

1.4 L'impact de la communication manquante dans la relation

La communication est au cœur de toute relation amoureuse. C'est grâce à elle que nous partageons nos émotions, nos désirs, nos frustrations, et que nous comprenons ceux de notre partenaire. Lorsque cette communication est absente ou insuffisante, elle crée des malentendus, des frustrations non exprimées, et un sentiment de déconnexion qui peut conduire à une rupture. Pourtant, bien souvent, on sous-estime l'impact de ce manque de communication sur la solidité d'une relation.

Voyons un exemple concret avec Camille et Julien, un couple qui semblait solide aux yeux de leur entourage. Pourtant, derrière cette façade, Camille ressentait de plus en plus de distance avec Julien. Ils ne parlaient plus vraiment de leurs sentiments ni de leurs préoccupations quotidiennes. Camille avait l'impression de porter seule le poids de certaines décisions, tandis que Julien pensait que tout allait bien simplement parce qu'il n'y avait pas de conflits ouverts. Leur relation se dégradait progressivement, non pas à cause de disputes ou de désaccords majeurs, mais à cause de cette absence de véritable dialogue. Camille, fatiguée de ne plus se sentir écoutée, a fini par mettre fin à la relation, laissant Julien complètement surpris.

Ce que cet exemple illustre, c'est que l'absence de communication crée un fossé invisible entre les partenaires. Sans communication, il devient difficile de résoudre les problèmes avant qu'ils ne deviennent ingérables. Cela mène souvent à une accumulation de petites frustrations, qui, prises individuellement, semblent mineures, mais qui finissent par peser lourdement sur la relation. Il faut agir avant que ces frustrations ne dégénèrent.

Un autre aspect crucial du manque de communication est la difficulté à exprimer ses besoins. Dans une relation, il est facile de supposer que l'autre comprend instinctivement nos attentes ou nos émotions. Mais en réalité, sans une communication ouverte et honnête, il est impossible de savoir ce que ressent véritablement l'autre. On ne peut pas deviner ce que pense ou traverse son partenaire. Par exemple, Maxime pensait que son partenaire Luc comprenait son besoin de passer du temps seul après une longue journée de travail. Pourtant, Luc interprétait ce comportement comme un signe de rejet. Plutôt que d'en discuter, ils ont laissé ce malentendu s'installer, jusqu'à ce que Luc se sente de plus en plus distant émotionnellement et décide de quitter la relation. Une simple conversation aurait pu éviter cette rupture.

La communication permet aussi de gérer les désaccords de manière constructive. Dans beaucoup de couples, les conflits sont évités par peur de blesser l'autre ou de créer des tensions. Mais éviter les disputes ne signifie pas qu'elles n'existent pas. Cela les repousse simplement à plus tard, créant une pression sous-jacente qui finit souvent par exploser. Aborder les conflits, même les plus petits, de manière respectueuse et ouverte permet de maintenir une relation saine. L'évitement des discussions difficiles est l'une des formes les plus pernicieuses de manque de communication. Ce silence, loin de protéger la relation, la fragilise.

Un autre impact majeur du manque de communication est la perte de l'intimité émotionnelle. Lorsque les partenaires cessent de partager leurs pensées, leurs sentiments ou leurs rêves, la relation commence à s'étioler. Les discussions profondes, les moments d'échange sincère sont essentiels pour maintenir cette connexion émotionnelle qui fait la force d'un couple. Lorsque cette intimité disparaît, la relation devient peu à peu une simple cohabitation, vidée de sa profondeur.

Comment éviter que le manque de communication ne devienne un problème dans une relation? La clé réside dans la régularité des échanges. Il ne s'agit pas d'avoir des discussions profondes tous les jours, mais de s'assurer que les besoins émotionnels de chacun sont exprimés et pris en compte. Une technique simple consiste à se réserver des moments de dialogue réguliers, même courts, pour partager ce qui se passe dans la vie de chacun, ses pensées et ses ressentis. Ces moments, loin d'être superflus, sont une véritable source de renforcement pour le couple.

La communication est aussi un outil précieux pour prévenir les malentendus. En prenant l'habitude de poser des questions, d'écouter activement et de reformuler ce que l'autre a dit pour s'assurer de bien comprendre, vous pouvez éviter bon nombre de conflits. L'écoute est tout aussi importante que l'expression de ses propres émotions. Lorsque chacun se sent entendu et compris, la relation devient plus forte, plus résiliente face aux défis de la vie quotidienne.

Le manque de communication est souvent à l'origine de bien des ruptures. La rupture peut sembler soudaine pour l'un des partenaires, alors que pour l'autre, c'est la conséquence d'un éloignement émotionnel qui s'est installé petit à petit. La communication régulière et honnête est le meilleur moyen de garder une relation vivante et de prévenir les malentendus qui, s'ils sont ignorés, finissent par détruire la relation. N'attendez pas que le fossé devienne trop large à combler.

1.5 Les erreurs relationnelles cachées qui m'ont échappé

Dans chaque relation, il y a des erreurs que nous ne voyons pas immédiatement. Elles se cachent dans les habitudes, les comportements que l'on pense anodins, mais qui, au fil du temps, fragilisent la relation. Ces erreurs relationnelles passent souvent inaperçues jusqu'à ce qu'il soit trop tard, et la rupture, quand elle survient, semble nous tomber dessus sans prévenir. Pourtant, en prenant du recul, on réalise que ces erreurs étaient bien présentes, mais que nous n'avons pas su les identifier ou les corriger à temps.

L'une des erreurs les plus courantes et les plus subtiles est le fait de prendre l'autre pour acquis. Au début d'une relation, nous faisons des efforts pour montrer à l'autre qu'il ou elle est spécial(e), important(e), et nous prenons le temps de nourrir cette connexion. Mais au fil du temps, la routine s'installe, et il devient facile de se laisser emporter par les obligations du quotidien, en oubliant de faire ces petits gestes qui entretiennent la relation. L'histoire de Charlotte et Alexandre illustre bien ce point. Au début de leur relation, ils avaient l'habitude de se surprendre avec des petites attentions: des messages en journée, des sorties improvisées. Mais après quelques années, ces gestes ont disparu, remplacés par la routine. Alexandre, pensant que tout allait bien, ne voyait pas que Charlotte se sentait de plus en plus délaissée. Ce manque d'effort progressif a creusé une distance émotionnelle entre eux.

Une autre erreur relationnelle souvent ignorée est le manque de validation des émotions de l'autre. Il est parfois facile de minimiser ou d'ignorer les sentiments de son partenaire, surtout lorsqu'on ne les comprend pas complètement. Pourtant, chaque émotion ressentie est valable et mérite d'être reconnue. Camille, par exemple, se sentait souvent frustrée par le manque de soutien de son compagnon, Benoît, lorsqu'elle lui parlait de ses problèmes au travail. Benoît, pensant bien faire, lui répondait toujours avec des solutions pratiques, sans vraiment écouter ou valider ce qu'elle ressentait. À force de ne pas se sentir entendue, Camille a commencé à se détacher émotionnellement de la relation, ressentant un fossé grandissant entre eux. La rupture a été un choc pour Benoît, qui n'avait jamais compris que ce besoin émotionnel non satisfait était en train de miner leur couple.

Le manque de temps de qualité est également une erreur que beaucoup de couples font sans s'en rendre compte. Avec le travail, les obligations familiales et les autres responsabilités, il est facile de ne plus accorder du temps exclusivement à son partenaire. Pourtant, ce temps partagé est essentiel pour entretenir l'intimité et la connexion dans le couple. Pierre et Marie, par exemple, passaient leurs soirées ensemble, mais chacun de leur côté: Pierre devant la télévision, et Marie sur son téléphone. Ils étaient physiquement présents, mais émotionnellement absents l'un pour l'autre. Ce manque de moments de qualité a fini par distancer leur relation, jusqu'à ce que Marie ne ressente plus le besoin de rester dans cette relation **"vide"**.

Une autre erreur fréquente est l'évitement des conversations difficiles. Beaucoup de couples tombent dans le piège de penser que ne pas parler des problèmes les fera disparaître. Mais éviter les discussions délicates ne fait que repousser l'inévitable. Ces sujets non abordés deviennent des tensions latentes qui, à un moment ou un autre, finissent par exploser. Lise et Antoine en sont un exemple frappant. Ils avaient des désaccords sur leurs projets de vie, mais à chaque fois qu'ils tentaient d'en discuter, la conversation se terminait en dispute. Plutôt que d'affronter ces désaccords de manière constructive, ils ont choisi de ne plus en parler, laissant ces divergences grandir dans l'ombre, jusqu'à ce que la relation ne soit plus tenable.

L'une des erreurs relationnelles les plus fréquentes est l'incapacité à demander pardon. Les petites blessures s'accumulent et, lorsque l'on n'apprend pas à demander pardon ou à pardonner, ces blessures finissent par affecter profondément la relation. Le refus de reconnaître ses torts ou d'admettre ses erreurs crée une dynamique où l'un des partenaires se sent toujours lésé ou incompris. Nicolas, par exemple, refusait toujours de s'excuser après une dispute, pensant que cela le rendrait vulnérable. Mais à force de ne jamais obtenir de validation ou de pardon, sa partenaire, Claire, a fini par se sentir dévalorisée et a décidé de partir.

Toutes ces erreurs sont subtiles, mais elles s'accumulent et finissent par ronger la relation de l'intérieur. Ce sont des dynamiques souvent invisibles au quotidien, mais qui deviennent évidentes lorsque la rupture survient. En étant à l'écoute de son partenaire, en communiquant sincèrement et en investissant dans la relation, on peut éviter de reproduire les erreurs passées. Ne pas le faire, c'est prendre le risque de se réveiller un jour face à une rupture que l'on n'a pas vue venir.

CHAPITRE 2: CE QUE J'AURAIS DÛ FAIRE POUR PRÉVENIR LA RUPTURE

2.1 Mieux communiquer au quotidien

La communication est sans doute l'un des piliers les plus fondamentaux dans une relation de couple. Pourtant, c'est aussi l'un des aspects que l'on néglige le plus facilement, surtout dans la routine du quotidien. Beaucoup de couples pensent que la simple cohabitation ou le fait de discuter de logistique suffit à maintenir une connexion, mais en réalité, la qualité de la communication est bien plus essentielle. Mieux communiquer au quotidien ne consiste pas seulement à échanger des informations, mais à nourrir la relation à travers des dialogues ouverts, sincères et réguliers.

Réfléchissons au cas de Laura et Mathieu. En apparence, ils avaient tout pour être heureux: une belle maison, des carrières florissantes, des projets de vacances. Pourtant, Laura sentait que quelque chose clochait. Leur communication était devenue mécanique, centrée sur l'organisation de la vie quotidienne. **"As-tu acheté le lait?" "Qui récupère les enfants ce soir?"** C'étaient les seules discussions qu'ils avaient. Ce genre d'interactions, bien que nécessaires, ne permet pas de maintenir une relation émotionnelle forte. Petit à petit, Laura a commencé à se sentir isolée dans son propre couple. Elle ne parlait plus de ses doutes, de ses angoisses, de ses joies, car elle ne savait pas si Mathieu l'écouterait ou s'il en aurait simplement le temps. Finalement, la distance émotionnelle s'est creusée, et leur relation a fini par s'effondrer.

Ce que Laura et Mathieu n'avaient pas réalisé, c'est que la communication dans un couple ne peut se limiter aux tâches quotidiennes. Il faut être capable de se parler, vraiment se parler, sans crainte de jugement ou de rejet. Une bonne communication passe par l'écoute active, un effort conscient pour être présent et attentif aux besoins de l'autre. Il s'agit de valider ce que ressent son partenaire, même si l'on ne comprend pas tout de suite d'où viennent ces émotions. Se montrer curieux de l'autre, poser des questions sur sa journée, ses pensées, ses envies, permet de maintenir une intimité émotionnelle, qui, sans cela, finit par s'éroder.

Un autre aspect crucial de la communication quotidienne est la gestion des petites frustrations. Chaque couple rencontre des désaccords, mais la manière de les aborder fait toute la différence. En abordant les problèmes au fur et à mesure, on évite qu'ils ne s'accumulent et ne créent des tensions. En repoussant les conversations, en pensant que les choses vont s'améliorer d'elles-mêmes, on ne fait que renforcer les tensions. Le silence, même s'il peut sembler pacifique, cache souvent des non-dits qui finiront par exploser.

Prenons l'histoire de Clara et Jules. Clara se sentait délaissée, car Jules passait beaucoup de temps sur son téléphone. Plutôt que d'en parler directement, elle a accumulé de la frustration, pensant que Jules finirait par s'en rendre compte. Mais cela ne s'est jamais produit. Jules, quant à lui, ne se doutait pas une seconde du ressenti de Clara, et pour lui, tout allait bien. Finalement, quand Clara a craqué et exprimé son malaise, il était déjà trop tard. Si elle avait abordé le sujet plus tôt, avec des mots simples et sans reproches, ils auraient pu désamorcer la situation avant que la distance ne s'installe.

Une autre leçon importante pour mieux communiquer au quotidien est d'éviter les présomptions. Il est facile de croire que l'autre sait ce que nous ressentons ou que nous savons ce que l'autre pense, mais la vérité est souvent différente. Les présomptions mènent à des malentendus, et ces malentendus peuvent fragiliser une relation. Parler ouvertement, poser des questions et vérifier les faits est beaucoup plus productif que de supposer que tout va bien ou que l'autre est sur la même longueur d'onde.

Mieux communiquer au quotidien, c'est aussi savoir exprimer ses besoins de manière claire et directe. Beaucoup de ruptures surviennent parce qu'un des partenaires a l'impression que l'autre ne répond pas à ses besoins, mais souvent, ces besoins n'ont jamais été exprimés clairement. On ne peut pas attendre de son partenaire qu'il lise dans nos pensées. Apprendre à dire ce que l'on attend, ce dont on a besoin pour se sentir soutenu et aimé, est fondamental pour éviter les frustrations inutiles.

La communication dans un couple doit être nourrie chaque jour, pas seulement en temps de crise. En cultivant une communication ouverte, honnête et régulière, vous créez un espace dans lequel chacun peut se sentir compris, écouté et aimé. C'est ce dialogue permanent qui maintient la relation vivante et empêche les incompréhensions de se transformer en fossés insurmontables. La clé d'une relation solide réside dans la simplicité de parler et d'écouter, chaque jour, avec attention et bienveillance.

2.2 Reconnaître ses erreurs avant qu'il ne soit trop tard

Reconnaître ses erreurs dans une relation amoureuse est une démarche essentielle pour préserver et renforcer la connexion avec son partenaire. Trop souvent, nous nous accrochons à notre vision des choses, pensant que nos intentions sont suffisantes pour justifier nos actions. Pourtant, dans une relation, ce n'est pas seulement ce que nous pensons qui compte, mais aussi la façon dont nos comportements impactent l'autre. Si nous ne prenons pas le temps d'identifier et d'admettre nos erreurs, nous risquons de perdre l'opportunité de corriger le cours des choses avant qu'il ne soit trop tard.

L'une des raisons pour lesquelles il peut être difficile de reconnaître ses erreurs est liée à la fierté. Dans beaucoup de couples, il existe une réticence à admettre que l'on a mal agi, par peur d'être perçu comme faible ou fautif. Mais en réalité, reconnaître ses erreurs est un signe de maturité et de respect pour son partenaire. Cela montre que vous êtes capable de vous remettre en question et de vouloir améliorer la relation. Décrivons la situation de Sophie et Romain. Romain avait tendance à prendre des décisions importantes sans consulter Sophie, pensant qu'il agissait pour le bien du couple. Mais en agissant ainsi, il ignorait les besoins et les désirs de Sophie. Au lieu de se rendre compte de cette erreur et d'en parler avec elle, il s'est enfoncé dans un comportement défensif, niant qu'il avait tort. À long terme, cette dynamique a créé un fossé entre eux.

Le manque de reconnaissance de ses erreurs peut également se manifester dans les petites choses du quotidien. Il ne s'agit pas de grandes décisions, mais de petites actions ou de mots qui, répétés, finissent par blesser. Par exemple, Margaux se plaignait souvent que son partenaire, Paul, ne l'écoutait pas suffisamment. Paul, de son côté, pensait qu'il faisait de son mieux pour être attentif. Pourtant, lorsque Margaux lui parlait, il avait souvent la tête ailleurs, distrait par son téléphone ou ses pensées. Margaux, frustrée par cette attitude, a finalement pris ses distances. Paul ne comprenait pas pourquoi leur relation se dégradait, car à ses yeux, il ne commettait aucune **"grande"** erreur. Ce qu'il n'avait pas compris, c'est que ce sont souvent ces petites erreurs, ignorées et répétées, qui finissent par éroder la relation.

Reconnaître ses erreurs, c'est bien plus que de prononcer des excuses. L'excuse doit être accompagnée d'une réflexion sincère sur ce qui a causé le problème et d'une volonté de changer. Si vous dites à votre partenaire que vous reconnaissez vos torts, mais que vous continuez à reproduire les mêmes comportements, l'effet peut être pire que de ne pas vous excuser du tout. L'histoire de Thomas et Lucie en est un bon exemple. Thomas avait tendance à oublier des rendez-vous importants ou des occasions spéciales. Chaque fois que Lucie lui faisait remarquer, il s'excusait rapidement, mais sans jamais faire l'effort de changer son comportement. Au bout du compte, Lucie a fini par sentir que Thomas ne se souciait pas vraiment d'elle, et cela a contribué à leur rupture.

Pour reconnaître ses erreurs avant qu'il ne soit trop tard, il faut d'abord être attentif aux signaux que nous envoie notre partenaire. Si celui-ci exprime régulièrement une frustration ou un besoin, cela mérite une attention immédiate. Il ne faut pas attendre que la situation dégénère avant de réagir. Un autre outil utile pour éviter de se retrouver dans une situation où la rupture semble la seule solution est de pratiquer la rétrospection régulière. Prenez l'habitude de réfléchir sur vos actions et sur l'impact qu'elles ont sur votre relation. Cela peut être fait seul ou à travers des discussions honnêtes avec votre partenaire.

Reconnaître ses erreurs avant qu'il ne soit trop tard implique également de savoir écouter. Écouter ne consiste pas seulement à entendre ce que dit l'autre, mais à comprendre ce qu'il ressent. Si votre partenaire exprime une inquiétude, même si elle semble petite ou sans importance à vos yeux, prenez-la au sérieux. Le simple fait d'écouter activement et de valider les émotions de l'autre peut faire une grande différence dans la perception de la relation.

Reconnaître ses erreurs est une démarche proactive qui permet d'éviter l'accumulation de frustrations et de blessures. Plus vous êtes capable de détecter vos erreurs tôt et d'y remédier, plus vous donnerez à votre relation une chance de grandir et de s'épanouir. Si vous attendez trop longtemps, les erreurs non corrigées finiront par créer un mur entre vous et votre partenaire, un mur qui sera de plus en plus difficile à abattre. Reconnaître ses torts, c'est ouvrir la voie à une communication plus saine et à une relation plus solide.

2.3 Créer un espace de confiance et d'ouverture dans la relation

Une relation saine repose avant tout sur un espace de confiance et d'ouverture, où chaque partenaire se sent libre d'exprimer ses pensées, ses émotions, et ses besoins sans crainte de jugement ou de rejet. Pourtant, beaucoup de couples négligent cet aspect fondamental, pensant qu'une fois la relation établie, la confiance se maintient automatiquement. Ce n'est pas le cas. Comme tout dans une relation, la confiance et l'ouverture doivent être entretenues, cultivées et nourries. Sinon, elles risquent de s'effriter avec le temps.

Lorsque j'observe les couples qui traversent des moments difficiles, je remarque souvent qu'un manque de confiance a lentement pris place. Il ne s'agit pas toujours d'une méfiance directe liée à la fidélité, mais plutôt d'un sentiment plus subtil d'inconfort, d'insécurité dans la communication. Un exemple fréquent est celui d'Émilie et Thomas. Émilie avait toujours été ouverte avec ses émotions, mais au fil du temps, elle a commencé à remarquer que chaque fois qu'elle abordait des sujets sensibles, Thomas devenait sur la défensive ou minimisait ses préoccupations. Au lieu de se sentir écoutée et soutenue, elle s'est petit à petit refermée, perdant confiance en la capacité de Thomas à la comprendre. Cela a érodé leur complicité, créant une distance que ni l'un ni l'autre n'avait anticipée.

Le bien-être de chacun passe par un environnement où les émotions peuvent s'exprimer en toute sécurité. Un tel espace n'est pas seulement défini par l'absence de jugement, mais aussi par une écoute active et sincère. Lorsqu'une personne se sent écoutée, comprise et acceptée dans ses ressentis, elle a plus de facilité à s'ouvrir et à renforcer la confiance au sein du couple. Un conseil pratique pour encourager cette ouverture est de pratiquer l'écoute empathique. Cela signifie que plutôt que de répondre immédiatement avec des conseils ou des solutions, il s'agit d'accueillir l'émotion de l'autre, de lui montrer que ses sentiments sont valides et importants.

Prenons en considération l'exemple de Sarah et Nicolas. Nicolas avait l'habitude de réagir avec des solutions pratiques chaque fois que Sarah lui confiait une frustration ou un problème. Pour lui, c'était sa manière de l'aider, mais pour Sarah, cela signifiait qu'il ne comprenait pas vraiment ce qu'elle ressentait. En apprenant à simplement écouter, à dire **"Je comprends que cela te touche"** au lieu de proposer immédiatement des solutions, Nicolas a créé un espace où Sarah se sentait plus libre de s'exprimer. Ce changement a renforcé leur connexion émotionnelle et leur a permis de mieux traverser les moments difficiles.

Un autre aspect clé de la création d'un espace de confiance et d'ouverture est la transparence. Une relation saine repose sur l'honnêteté, pas seulement pour les grandes questions, mais aussi pour les détails du quotidien. Cacher des sentiments, des frustrations ou des préoccupations finit par créer des non-dits qui, accumulés, peuvent devenir des barrières dans la relation. Par exemple, Amélie, au lieu de parler de son malaise concernant la manière dont son partenaire gérait leurs finances, a choisi de garder ses préoccupations pour elle. Avec le temps, cela a généré du ressentiment, jusqu'à ce que la frustration éclate lors d'une dispute, transformant un problème évitable en un conflit majeur.

Pour éviter ce type de situation, il est important de développer une habitude de transparence, même lorsque cela signifie aborder des sujets inconfortables. La confiance se construit sur la base de l'authenticité, et si chaque partenaire sait que l'autre est honnête, même sur des sujets sensibles, cela renforce le sentiment de sécurité émotionnelle dans la relation.

Pour créer un véritable espace d'ouverture, il faut également être capable de recevoir la vulnérabilité de l'autre avec bienveillance. Il ne suffit pas de demander à son partenaire de s'ouvrir; il faut aussi savoir comment réagir lorsqu'il le fait. La réaction que l'on a face à la vulnérabilité de l'autre peut soit encourager l'ouverture, soit la fermer définitivement. Si, par exemple, votre partenaire vous parle d'un sujet douloureux ou délicat et que vous réagissez par une blague ou en changeant de sujet, cela envoie le message que ses sentiments ne sont pas pris au sérieux. En revanche, une réponse empathique, qui montre que vous êtes prêt à accueillir ces émotions sans jugement, renforce la confiance et incite à davantage de transparence.

Créer un espace de confiance et d'ouverture dans une relation n'est pas une tâche ponctuelle, mais un effort continu. C'est cet espace qui permet à chacun de se sentir libre, compris et soutenu. Plus la confiance et l'ouverture sont présentes, plus la relation devient résiliente face aux défis. La confiance est le ciment invisible qui maintient la relation solide, et sans elle, la relation risque de se fragiliser. Apprendre à écouter, à être honnête et à recevoir la vulnérabilité de l'autre avec bienveillance est le chemin vers une relation durable et épanouissante.

2.4 Prendre conscience des besoins émotionnels de l'autre

Dans toute relation amoureuse, l'un des aspects les plus délicats, mais aussi les plus essentiels, est la compréhension des besoins émotionnels de son partenaire. Ce n'est pas seulement une question d'amour ou d'affection, mais d'attention profonde à ce que l'autre vit intérieurement. Souvent, les ruptures se produisent parce qu'un des partenaires, ou les deux, se sent ignoré, incompris ou négligé dans ses besoins émotionnels. Pourtant, ces besoins sont parfois invisibles à l'œil nu et requièrent une réelle sensibilité pour être décryptés.

Citons le cas de Lucie et Antoine. Lucie avait un besoin important de se sentir rassurée et soutenue, surtout lors de périodes de stress au travail. Antoine, bien qu'il l'aimait profondément, ne percevait pas ce besoin. Pour lui, tant que tout semblait calme en surface, il n'y avait rien à corriger. Il ne réalisait pas que Lucie avait besoin de plus qu'une simple présence physique: elle avait besoin d'écoute, de réconfort, et d'une validation émotionnelle. Finalement, en se sentant constamment ignorée dans ses moments de vulnérabilité, Lucie a fini par se détacher, pensant qu'Antoine ne comprenait jamais vraiment ce qu'elle ressentait. La rupture qui s'en est suivie n'a pas été une surprise pour elle, mais pour Antoine, elle est tombée comme un choc.

Cet exemple illustre l'un des plus grands défis dans une relation: prendre conscience des besoins émotionnels, souvent non exprimés verbalement, de l'autre. Contrairement aux besoins matériels ou physiques, les besoins émotionnels peuvent être subtils. Ils se traduisent parfois par des changements de comportement, des silences ou des attitudes que nous ne remarquons pas toujours. Pour être attentif à ces besoins, il faut apprendre à lire entre les lignes et à comprendre les non-dits.

Un des conseils pratiques pour mieux appréhender ces besoins est de développer une écoute active. Il ne s'agit pas simplement d'entendre ce que l'autre dit, mais d'essayer de comprendre ce qu'il ou elle ressent derrière les mots. Le besoin émotionnel est déguisé sous des remarques banales. Par exemple, si votre partenaire vous dit: **"Tu ne passes jamais de temps avec moi"**, cela peut cacher un besoin profond de connexion et de validation. Cela signifie que votre partenaire cherche à être rassuré sur sa place dans votre vie.

Dans l'histoire de Sophie et Marc, ce besoin émotionnel était lié à la qualité du temps qu'ils passaient ensemble. Marc pensait que passer quelques heures devant la télévision le soir répondait au besoin de Sophie d'être avec lui. Mais Sophie, elle, avait besoin d'échanges, de conversations et de moments plus profonds. Lorsqu'elle a exprimé cela, Marc l'a perçu comme une critique personnelle, alors qu'en réalité, Sophie essayait simplement de communiquer son besoin d'intimité émotionnelle. Ne pas reconnaître ces besoins a créé une distance entre eux qui, avec le temps, a abouti à une rupture.

Pour éviter ce type de situation, il est nécessaire d'adopter une approche proactive dans la compréhension des besoins émotionnels de l'autre. Cela signifie poser des questions ouvertes, demander régulièrement à son partenaire comment il ou elle se sent, et être prêt à écouter sans juger ni minimiser les émotions exprimées. Une simple question comme **"Comment te sens-tu en ce moment?"** peut ouvrir la porte à une discussion profonde sur les besoins émotionnels de l'autre.

Il est aussi crucial de comprendre que les besoins émotionnels évoluent avec le temps. Ce qui rassurait votre partenaire au début de la relation peut ne plus suffire quelques années plus tard. Les défis de la vie, les changements personnels et les nouvelles expériences transforment les attentes et les besoins émotionnels. Il est donc nécessaire de rester flexible et d'adapter son approche au fil du temps. Un des moyens d'y parvenir est de maintenir un dialogue régulier sur l'état de la relation et sur ce que chacun attend émotionnellement.

Une autre clé pour répondre aux besoins émotionnels de l'autre est la reconnaissance. Cela peut sembler simple, mais souvent, ce qui manque dans une relation est le sentiment d'être vu et apprécié. Prendre le temps de remercier son partenaire pour les petites attentions, de reconnaître ses efforts, ou simplement de lui rappeler combien il ou elle compte pour vous, nourrit profondément l'aspect émotionnel de la relation. Ne pas le faire peut laisser l'autre se sentir invisible ou pris pour acquis.

Comprendre et répondre aux besoins émotionnels de son partenaire est l'un des plus grands actes de bienveillance que l'on puisse poser dans une relation. Ignorer ces besoins, même de façon non intentionnelle, peut entraîner des frustrations silencieuses qui, à long terme, risquent de fragiliser le lien entre deux personnes. Prendre conscience de ces besoins, les écouter et les reconnaître, c'est offrir à l'autre un espace émotionnel où il ou elle peut se sentir pleinement accepté, soutenu et aimé.

2.5 Comment réagir aux signaux d'alerte relationnels

Il existe des signaux d'alerte qui, s'ils sont ignorés, peuvent mener à des malentendus, à une déconnexion émotionnelle ou même à une rupture. Ces signaux ne sont pas toujours évidents, et ils peuvent se manifester de différentes manières: un changement d'attitude, une diminution des interactions positives, ou des tensions croissantes autour de petits désaccords. Identifier ces signes à temps et y répondre de façon adaptée est la clé pour maintenir une relation saine. Si nous faisons preuve de vigilance et de réactivité face à ces signaux, nous pouvons éviter bien des conflits et renforcer la relation.

Un signe fréquent de problèmes relationnels est la dégradation de la communication. Par exemple, Léa et David, qui avaient autrefois des conversations animées, se sont retrouvés à ne plus parler que des tâches quotidiennes. Ce manque d'échanges a créé une distance insidieuse.

Ce type de signal est une invitation à (ré)ouvrir la communication au sein du couple. Cela ne veut pas dire qu'il faille constamment avoir des discussions profondes, mais il est important de garder des moments où l'on peut se reconnecter émotionnellement. Des questions simples comme **"Comment te sens-tu en ce moment?"** ou **"As-tu des choses sur le cœur dont tu aimerais parler?"** peuvent suffire à rouvrir un espace de communication et à prévenir un éloignement silencieux.

Des disputes fréquentes sur des sujets mineurs peuvent cacher des problèmes plus profonds. Comme dans le cas de Karim et Sarah, ces altercations, même si elles semblent anodines, peuvent révéler des besoins insatisfaits et des tensions sous-jacentes.

Réagir face à ces disputes fréquentes consiste à ne pas minimiser leur importance. Derrière chaque petit conflit peut se cacher une émotion non exprimée ou un besoin non satisfait. En abordant ces conflits de manière proactive, avec une écoute attentive, vous pourrez désamorcer des tensions avant qu'elles ne prennent de l'ampleur. Il est aussi utile de se poser la question: **"Est-ce que ce désaccord est vraiment sur ce sujet, ou y a-t-il quelque chose de plus profond?"**. Il ne s'agit pas de la dispute elle-même, mais de ce qu'elle révèle sur l'état de la relation.

La diminution des marques d'affection est également un signe d'alerte relationnel à ne pas ignorer. Les gestes tendres, les attentions quotidiennes, même les petites surprises, sont ce qui nourrit une relation. Si vous remarquez que ces marques d'affection se font de plus en plus rares, cela peut indiquer un éloignement émotionnel. Cela ne signifie pas nécessairement que l'amour a disparu, mais plutôt que la connexion s'est affaiblie et que le couple a perdu l'habitude de se montrer de l'affection.

Sophie et Paul en ont fait l'expérience. Au début, Paul surprenait souvent Sophie avec des gestes attentionnés, mais après quelques années, ces gestes ont progressivement disparu. Sophie s'est sentie délaissée et non désirée, même si Paul l'aimait toujours. Paul ne réalisait pas que l'absence de ces petits gestes d'affection était un signal que leur relation manquait de vitalité. Pour réagir face à cette situation, il suffit souvent de réintroduire consciemment ces gestes. Redécouvrez l'importance des attentions simples: un mot gentil, un baiser, ou un simple message dans la journée pour montrer que l'autre compte encore pour vous.

Les changements d'attitude soudains méritent toute notre attention. Si votre partenaire devient plus distant, plus irritable, ou semble éviter certains sujets, cela peut indiquer un malaise qu'il ou elle n'arrive pas à exprimer. Ignorer ces changements d'attitude est une erreur, car ils sont souvent les signes avant-coureurs d'un problème plus profond. La meilleure réaction est d'aborder ces changements avec bienveillance et ouverture, en demandant directement à l'autre s'il y a quelque chose dont il souhaite parler ou partager.

Les signaux d'alerte dans une relation ne doivent jamais être négligés. Ils sont souvent discrets, mais s'ils sont détectés à temps et traités avec soin, ils peuvent être l'occasion de renforcer la relation plutôt que de la laisser se détériorer. Réagir de manière proactive à ces signaux permet de préserver la connexion émotionnelle et d'éviter que des tensions non résolues ne conduisent à une rupture. Chaque signal est une opportunité de mieux comprendre l'autre et d'améliorer la qualité de la relation.

CHAPITRE 3: LES MOMENTS-CLÉS OÙ TOUT A BASCULÉ

3.1 Les disputes non résolues: Un poison pour le couple

Dans une relation de couple, les disputes sont inévitables. Ce qui différencie un couple qui surmonte ses conflits d'un couple qui se brise, c'est la manière dont ces disputes sont traitées. Lorsqu'elles sont résolues avec respect et compréhension, elles peuvent même renforcer la relation. Mais lorsque les disputes restent non résolues, elles deviennent un poison insidieux qui affaiblit le couple lentement mais sûrement. Ces conflits latents, souvent relégués en arrière-plan, finissent par éclater et provoquer des dommages bien plus graves que ce qu'on aurait pu anticiper.

Un cas de référence est celui de Julien et Marion. Ils étaient ensemble depuis plusieurs années, et au début de leur relation, ils avaient une manière de gérer les conflits qui semblait fonctionner: ils évitaient les disputes. À chaque fois qu'un désaccord surgissait, ils préféraient changer de sujet ou remettre la conversation à plus tard. Cette technique d'évitement leur a donné l'impression d'être un couple paisible et harmonieux. Mais en réalité, ces disputes non résolues ont commencé à s'accumuler, comme des bombes à retardement. Julien gardait en lui des rancunes sur des sujets qu'il n'avait jamais exprimés, tandis que Marion se sentait de plus en plus frustrée par le manque de communication. Le jour où tout a éclaté, c'était à propos d'un détail insignifiant, mais c'était la goutte d'eau qui a fait déborder le vase. Leur incapacité à résoudre les disputes du passé avait fragilisé leur relation au point de non-retour.

Ce que cette histoire montre, c'est que laisser des disputes non résolues est une erreur que beaucoup de couples commettent, pensant qu'en évitant les conflits, ils préservent la paix dans leur relation. Mais cette paix n'est qu'apparente. Les problèmes non résolus ne disparaissent pas, ils s'accumulent et réapparaissent sous forme de frustrations, de ressentiments ou d'irritabilité croissante.

Comment éviter que les disputes non résolues ne deviennent un poison pour le couple? La première étape est d'accepter que les disputes sont une opportunité d'améliorer la relation, et non une menaceUn conflit n'est pas une fin en soi, mais plutôt une occasion d'approfondir notre relation. Chaque désaccord, aussi petit soit-il, cache souvent un besoin ou une émotion qui n'a pas été reconnue. Il est donc essentiel d'adopter une attitude d'écoute active et de chercher à comprendre ce qui se cache derrière la dispute.

Considérons le cas de Laura et Vincent. À chaque fois qu'ils se disputaient, Vincent avait tendance à se renfermer, pensant que c'était la meilleure façon d'éviter une escalade. Laura, de son côté, avait l'impression que Vincent ne se souciait pas de ses sentiments, ce qui la rendait encore plus en colère. Cette spirale de disputes non résolues a créé une distance émotionnelle entre eux. Mais un jour, après une dispute particulièrement intense, ils ont décidé d'affronter le problème de front. Ils ont mis en place un moment chaque semaine pour parler de leurs ressentis, même sur des sujets inconfortables. Ce simple geste a permis de désamorcer de nombreuses tensions et de reconstruire leur complicité.

Un autre aspect crucial pour résoudre les disputes est de ne pas laisser les petites frustrations s'accumuler. Souvent, ce qui semble être une dispute sur un détail – comme la vaisselle non faite ou une sortie annulée – cache en réalité des besoins émotionnels plus profonds, comme le besoin de reconnaissance ou de soutien. Plutôt que de balayer ces frustrations sous le tapis, il est préférable de les aborder dès qu'elles se manifestent. Cela permet de prévenir l'accumulation de rancunes silencieuses, qui finissent toujours par exploser sous forme de conflits bien plus violents.

Un élément fondamental pour éviter que les disputes ne détruisent la relation est la capacité à demander pardon. Reconnaître ses torts, même si l'on n'est pas entièrement responsable de la dispute, montre une volonté de rétablir la paix et de mettre la relation au-dessus de l'orgueil personnel. Le pardon sincère, sans conditions ni attentes de retour, est une arme puissante contre la toxicité des disputes non résolues. Il permet de tourner la page, de repartir sur des bases saines et d'éviter que les erreurs du passé ne contaminent le futur.

Les disputes non résolues agissent comme un poison lent dans une relation. Elles fragilisent le lien entre les partenaires, créent des malentendus, et finissent par éroder la confiance et l'affection. Mais il est possible de désamorcer ce poison en abordant les conflits dès qu'ils surgissent, en cherchant à comprendre les besoins de l'autre et en adoptant une attitude de pardon sincère. Ce travail demande du courage et de l'engagement, mais il en vaut la peine pour préserver la solidité et la longévité de la relation. La clé est de ne jamais laisser une dispute en suspens, car chaque conflit non résolu est une chance perdue de renforcer votre couple.

3.2 Les non-dits qui ont creusé un fossé entre nous

Les non-dits sont l'un des plus grands dangers dans une relation de couple. Ce ne sont pas les grandes disputes ou les crises apparentes qui, seules, brisent les couples, mais souvent ces petites choses qui restent inexprimées, cachées sous la surface. Les non-dits finissent par creuser un fossé entre deux personnes, créant une distance émotionnelle qui devient de plus en plus difficile à combler avec le temps. Le pire dans cette situation est que, bien souvent, aucun des partenaires n'a pleinement conscience de l'impact des choses non dites, jusqu'à ce qu'il soit trop tard.

Imaginons la situation de Marie et Thomas. Ils formaient un couple uni depuis plusieurs années, mais au fil du temps, Marie a commencé à ressentir un certain mal-être qu'elle n'arrivait pas à expliquer. Plutôt que de partager ses doutes avec Thomas, elle a choisi de garder ses émotions pour elle. Pourquoi? Elle avait peur de le blesser, de le faire se sentir responsable de son inconfort, ou tout simplement, elle ne savait pas comment formuler ce qu'elle ressentait. Thomas, de son côté, ressentait cette distance croissante sans comprendre ce qui la provoquait. Il a commencé à penser que Marie s'éloignait de lui, sans savoir pourquoi. Ce silence, au départ si insignifiant, a fini par devenir une barrière émotionnelle, un fossé entre eux.

Les non-dits peuvent prendre différentes formes. Il peut s'agir d'un malaise que l'on n'ose pas exprimer, d'un sentiment de frustration que l'on garde pour soi par peur de créer un conflit, ou d'un besoin émotionnel que l'on n'ose pas verbaliser. Ces non-dits créent un climat de confusion, où chacun interprète les actions de l'autre sans en connaître les vraies intentions. Par exemple, si l'un des partenaires se sent délaissé mais choisit de ne pas en parler, l'autre peut penser que tout va bien, alors qu'en réalité, le fossé se creuse un peu plus chaque jour.

Dans le cas de Léa et Marc, par exemple, Marc travaillait de plus en plus tard au bureau, et Léa commençait à se sentir seule. Plutôt que de partager son sentiment d'abandon, Léa a préféré se taire, pensant que Marc finirait par le remarquer de lui-même. Mais Marc, absorbé par ses responsabilités professionnelles, ne s'en rendait pas compte. À ses yeux, tout allait bien. Cette incompréhension a continué à s'intensifier, et quand Léa a finalement explosé, Marc a été pris de court. Il ne comprenait pas pourquoi leur relation s'effritait alors qu'il ne voyait aucun problème apparent.

Comment éviter que les non-dits ne creusent un fossé entre deux partenaires? La clé est d'établir un climat de confiance où chacun se sent libre d'exprimer ses émotions, ses peurs, ses frustrations, sans craindre le jugement ou le rejet. Partager ses émotions, même les plus difficiles, ne met pas la relation en danger mais contribue à la renforcer. Au contraire, c'est une manière de la renforcer. La communication n'est pas toujours facile, surtout lorsqu'il s'agit de sujets délicats, mais elle est nécessaire pour éviter l'accumulation de non-dits.

Une autre stratégie pour surmonter les non-dits est de poser régulièrement des questions ouvertes à son partenaire. Demander sincèrement **"Comment te sens-tu dans notre relation?"** ou **"Y a-t-il quelque chose que tu aimerais partager mais que tu n'as pas encore dit?"** permet d'ouvrir un espace de dialogue et de révéler des émotions cachées. Cette pratique aide à désamorcer les tensions avant qu'elles ne deviennent trop importantes.

Dans les couples qui réussissent à éviter les fossés creusés par les non-dits, il y a une compréhension mutuelle que même les petites choses méritent d'être abordées. Cela ne signifie pas que chaque désaccord ou frustration doit se transformer en une longue discussion, mais il faut reconnaître que chaque silence peut avoir des conséquences. Même si cela semble inconfortable, exprimer ses émotions est toujours mieux que de les laisser se transformer en ressentiment.

Les non-dits peuvent également être résolus en adoptant une posture d'écoute bienveillante. Quand votre partenaire s'exprime, accordez-lui toute votre attention sans l'interrompre ou minimiser ses sentiments. Souvent, les non-dits existent parce qu'une des personnes a l'impression que ses émotions ne seront pas prises au sérieux. En montrant à l'autre que vous êtes prêt à écouter, même les choses qui ne sont pas faciles à entendre, vous créez un espace sécurisé pour la communication.

Les non-dits sont souvent plus destructeurs que les conflits ouverts. Ils créent un fossé invisible, mais grandissant, entre deux partenaires, et ils finissent par étouffer la relation. En créant un espace où chacun peut s'exprimer librement, on préserve l'harmonie de la relation. Le silence peut sembler protecteur à court terme, mais à long terme, il devient un piège. Chaque non-dit est une occasion manquée de comprendre l'autre et de renforcer la relation.

3.3 Les petites actions qui ont mené à la grande rupture

Dans une relation amoureuse, il n'est pas toujours les grands conflits ou les trahisons majeures qui provoquent une rupture. Ce sont les petites actions du quotidien, des gestes qui paraissent insignifiants mais qui, cumulés avec le temps, finissent par miner la relation et en venir à bout. Ces petites actions sont souvent si subtiles qu'on ne les perçoit pas comme des dangers, mais elles s'accumulent en silence, comme des grains de sable dans un engrenage, jusqu'à ce que la machine s'enraye.

Voyons ce qui se passe dans le cas de Claire et Benoît. Ils avaient une relation stable, sans disputes majeures ni crises apparentes. Mais avec le temps, Claire a commencé à remarquer des petites choses qui la dérangeaient, des détails qui, à première vue, n'avaient rien de dramatique: Benoît oubliait régulièrement de la remercier pour ses efforts, laissait traîner ses affaires sans jamais les ranger, ou passait ses soirées devant son téléphone plutôt que d'échanger avec elle. Ces petites actions répétées ont commencé à provoquer chez Claire un sentiment de frustration, puis de dévalorisation. Elle avait l'impression que ses efforts n'étaient pas reconnus et que Benoît se désintéressait de leur relation. Benoît, quant à lui, ne comprenait pas pourquoi Claire devenait de plus en plus distante et irritable. Pour lui, tout allait bien. Mais ces petites actions, ou plutôt l'accumulation de petites négligences, ont fini par creuser un fossé entre eux.

C'est souvent ainsi que les grandes ruptures se préparent: par une série de petites actions que l'on ne prend pas le temps de corriger. Chacun de ces gestes, pris individuellement, semble anodin. Mais à force de se répéter, ils envoient un message à l'autre, un message qui peut être interprété comme un manque de respect, de considération ou d'intérêt. Ces petits actes deviennent des symboles du désengagement progressif dans la relation.

Une autre histoire qui illustre bien cela est celle de Sarah et Julien. Sarah avait l'habitude de planifier des sorties, des week-ends ou des moments à deux, mais Julien, de son côté, ne prenait jamais l'initiative. Il appréciait ces moments, bien sûr, mais il ne réalisait pas que le fait de ne pas faire l'effort de les organiser à son tour envoyait à Sarah un message involontaire: que ces moments n'étaient pas aussi importants pour lui qu'ils l'étaient pour elle. Sarah a fini par se lasser de toujours devoir être à l'origine de leurs activités et a commencé à se demander si Julien tenait vraiment à elle. Là encore, ce n'était pas un manque d'amour ou une trahison, mais l'accumulation de petites actions (ou d'inactions) qui ont mené à une désillusion progressive et, finalement, à la rupture.

Comment éviter que ces petites actions n'aient un effet destructeur sur la relation? Le premier pas est de prendre conscience de leur impact. Ce n'est pas parce que quelque chose semble insignifiant pour vous qu'il l'est forcément pour votre partenaire. Ce qui peut sembler banal, comme oublier de dire **"merci"**, ou ne pas prendre le temps de demander à l'autre comment s'est passée sa journée, peut être perçu par l'autre comme un manque de considération ou d'affection. Être attentif aux petits gestes du quotidien et à la manière dont ils sont perçus par l'autre est une forme de bienveillance relationnelle.

Un autre conseil pratique est de ne pas laisser ces petites frustrations s'accumuler. Parler des petites choses qui vous dérangent, dès qu'elles apparaissent, permet d'éviter qu'elles ne prennent une importance disproportionnée. Si Claire avait exprimé dès le début à Benoît son sentiment d'être ignorée ou non valorisée, ils auraient peut-être pu désamorcer la situation avant qu'elle ne devienne un vrai problème. La communication ouverte et honnête sur ces petits détails de la vie quotidienne est cruciale pour maintenir une relation saine.

Rendons les attentions que nous recevons. Chaque personne a besoin de sentir que ses efforts sont reconnus et qu'ils ne sont pas à sens unique. Si l'un des partenaires fait l'effort de maintenir la flamme, l'autre doit également y contribuer. Une relation de couple est un échange constant, et lorsque cet équilibre est rompu, même de façon subtile, cela peut créer des tensions profondes.

Les petites actions du quotidien, quand elles ne sont pas prises en compte, peuvent mener à de grandes ruptures. Ce n'est pas tant la gravité de chaque geste qui pose problème, mais leur répétition, leur accumulation silencieuse. Chaque action, chaque geste, chaque mot compte dans une relation. Ignorer l'impact de ces petits détails revient à construire lentement mais sûrement un mur entre les deux partenaires. Prendre conscience de l'importance de ces gestes, en parler, et faire preuve d'attentions réciproques, sont les clés pour éviter que ces petites choses ne prennent des proportions destructrices. Une relation se bâtit jour après jour, à travers chaque petit geste, et c'est en les soignant que l'on peut prévenir les ruptures.

3.4 Le rôle du manque de compréhension mutuelle

L'une des causes les plus fréquentes de rupture est le manque de compréhension mutuelle. Lorsqu'un couple cesse de se comprendre, les désaccords et les malentendus s'accumulent, menant à des frustrations profondes. Ce manque de compréhension n'apparaît pas du jour au lendemain. Il est souvent le résultat d'une communication défaillante ou d'une incapacité à percevoir l'autre dans sa réalité, au-delà de ses propres attentes et interprétations.

Observons l'exemple de Clara et Martin. Ils formaient un couple fusionnel, mais avec le temps, Clara a commencé à ressentir que Martin ne la comprenait plus. Elle exprimait souvent ses frustrations au sujet de son travail, mais au lieu de l'écouter et de valider ses émotions, Martin lui répondait toujours par des conseils pratiques: **"Tu devrais parler à ton patron"**, ou **"Pourquoi ne changes-tu pas de métier?"** Pour Martin, il essayait d'être utile, de résoudre les problèmes. Mais pour Clara, cela signifiait qu'il ne comprenait pas ses besoins émotionnels. Elle n'avait pas besoin de solutions, elle avait besoin d'être écoutée et réconfortée. Cette incompréhension répétée a conduit Clara à se sentir seule dans la relation, malgré la présence physique de Martin.

Cette situation montre que le manque de compréhension mutuelle peut souvent venir d'une différence dans la manière de percevoir et de répondre aux besoins de l'autre. Dans un couple, chaque partenaire a des attentes émotionnelles et des façons de communiquer qui lui sont propres. Lorsque ces différences ne sont pas reconnues ou respectées, un fossé se crée, et ce fossé, s'il n'est pas comblé, finit par affaiblir la relation.

Un autre exemple est celui de Marc et Sophie. Sophie se plaignait souvent de ne pas passer assez de temps de qualité avec Marc. De son côté, Marc pensait que passer la soirée ensemble devant la télévision suffisait à nourrir leur relation. Pour lui, être présent physiquement était une preuve d'amour. Mais pour Sophie, la qualité du temps passé ensemble était ce qui comptait vraiment. Elle avait besoin d'échanges profonds, de moments partagés, de discussions sincères. Marc, ne comprenant pas cette différence, pensait qu'il en faisait assez. Mais Sophie, frustrée, a commencé à se sentir incomprise et négligée. Le fossé entre eux s'est agrandi, menant finalement à une rupture.

Comment éviter le piège du manque de compréhension mutuelle? La première étape est de développer une écoute active. Écouter activement, c'est bien plus que simplement entendre les mots de l'autre. C'est prêter attention aux émotions, aux besoins cachés derrière ces mots. Cela signifie se rendre pleinement disponible, sans chercher immédiatement à réagir ou à offrir des solutions. Ce que votre partenaire attend, c'est simplement d'être compris, pas nécessairement que vous résolviez ses problèmes.

N'hésitez pas à poser des questions pour mieux cerner les désirs de votre partenaire. Lorsque vous ne comprenez pas une réaction ou une émotion, au lieu de la juger ou de l'ignorer, posez des questions ouvertes. Par exemple, demandez: **"Peux-tu m'expliquer ce que tu ressens?"** ou **"Qu'est-ce que je peux faire pour t'aider dans cette situation?"** Ces questions montrent que vous vous souciez de comprendre l'autre et que vous ne voulez pas simplement vous contenter de suppositions.

Un autre aspect clé pour éviter le manque de compréhension mutuelle est de reconnaître que chacun exprime ses émotions de manière différente. Ce qui est évident pour vous ne l'est pas forcément pour l'autre. Si vous vous basez uniquement sur votre propre cadre de référence pour interpréter les actions et les paroles de votre partenaire, vous risquez de passer à côté de ce qu'il ou elle essaie vraiment de dire. Apprendre à comprendre les langages amoureux et émotionnels de votre partenaire est essentiel pour éviter ces malentendus.

L'histoire d'Émilie et Julien illustre bien ce point. Julien, étant de nature réservée, avait du mal à exprimer ses sentiments verbalement. Il préférait montrer son amour par des actions: des petits gestes, des services rendus. Mais Émilie, elle, avait besoin de paroles rassurantes. Elle attendait que Julien exprime plus ouvertement ce qu'il ressentait. Ne recevant pas ces paroles, elle a fini par croire que Julien ne l'aimait plus autant. Ce malentendu, basé sur une différence dans leur manière de s'exprimer, aurait pu être évité s'ils avaient pris le temps de comprendre les façons uniques qu'ils avaient d'aimer et de se sentir aimés.

Le manque de compréhension mutuelle est un poison silencieux dans une relation. Il est souvent la cause sous-jacente des frustrations, des malentendus et des tensions accumulées. En cultivant une communication ouverte, en posant des questions claires et en acceptant les différences, on favorise une meilleure compréhension mutuelle. C'est cette volonté constante de comprendre l'autre, au-delà des mots et des apparences, qui permet de préserver la connexion émotionnelle et d'éviter que le fossé ne se creuse.

3.5 Quand j'aurais dû m'exprimer plutôt que de me taire

Il existe des moments dans une relation où, par peur du conflit ou par manque de clarté sur ses propres sentiments, on choisit de se taire plutôt que de s'exprimer. Ce silence, qui semble protecteur au début, finit par devenir destructeur. Il laisse place aux malentendus, aux frustrations refoulées, et à une distance émotionnelle qui peut, à terme, briser la relation. Ne pas s'exprimer, c'est renoncer à la possibilité de se faire comprendre et, par conséquent, de trouver des solutions aux difficultés rencontrées.

David évitait les conflits en se taisant, ce qui a créé une distance avec Camille. Ses silences, interprétés négativement, ont creusé un fossé entre eux.

Se taire dans des moments critiques empêche la relation de se développer et de grandir. Lorsque l'on ne communique pas ses pensées, ses émotions ou ses désaccords, on prive l'autre de la possibilité de comprendre ce que l'on ressent vraiment. Dans beaucoup de cas, ce manque d'expression conduit à des malentendus qui auraient pu être évités avec une simple conversation. Il y a toujours des moments où l'on regrette de ne pas avoir dit ce que l'on pensait au bon moment. Et pourtant, ces silences sont souvent motivés par la peur de l'inconfort ou du rejet.

Le cas de Nathalie et Pierre illustre bien cette dynamique. Nathalie avait souvent des inquiétudes quant à l'avenir de leur couple. Plutôt que de partager ses doutes et de les exprimer à Pierre, elle a préféré les garder pour elle, pensant que cela éviterait de fragiliser leur relation. Mais ces pensées refoulées se sont transformées en anxiété et en insatisfaction. Pierre, de son côté, n'avait aucune idée de ce qui se passait dans l'esprit de Nathalie. Il continuait à agir comme d'habitude, sans savoir que son silence était en train de les éloigner. Finalement, lorsque Nathalie a exprimé ses doutes, c'était déjà trop tard: le fossé émotionnel s'était creusé, et la confiance entre eux avait été ébranlée.

La solution pour éviter ces regrets est de cultiver une communication honnête et ouverte, même si cela peut parfois sembler inconfortable. S'exprimer, ce n'est pas chercher à provoquer un conflit, mais c'est plutôt choisir de partager ce que l'on ressent, même si cela peut paraître difficile. Il est beaucoup plus facile de gérer un désaccord ou un malaise lorsqu'il est exprimé clairement, plutôt que de laisser les choses s'accumuler. Un des conseils que je donne souvent aux couples est d'apprendre à parler de leurs émotions dès qu'elles apparaissent, plutôt que d'attendre que la frustration monte à un point de non-retour.

S'exprimer, c'est partager ses pensées et ses sentiments sans pour autant blâmer l'autre ou se victimiser. Il s'agit plutôt d'expliquer ses propres ressentis, de dire « **Je me sens…** » plutôt que « **Tu fais toujours…** ». Cette approche permet d'ouvrir un dialogue constructif où chacun peut partager ses perceptions sans se sentir attaqué. C'est en exprimant ses besoins, ses inquiétudes et ses attentes de manière claire et bienveillante que l'on peut éviter les conflits plus graves.

Apprenons à détecter les moments où le silence est néfaste. Par exemple, si une situation vous frustre ou vous blesse à plusieurs reprises, c'est probablement le signe qu'il est temps d'en parler. Attendre trop longtemps pour s'exprimer ne fait qu'augmenter la pression, et lorsque les mots finissent par sortir, ils le font souvent sous forme de colère ou de reproches. Le moment d'en parler est souvent dès que vous réalisez que cela vous affecte émotionnellement. Vous n'avez pas besoin d'avoir une solution immédiate, mais simplement d'ouvrir la conversation.

Utiliser le silence comme arme peut avoir des conséquences désastreuses sur une relation. En empêchant la communication, il crée une distance insoutenable entre les partenaires.

CHAPITRE 4: LES ERREURS À ÉVITER APRÈS UNE RUPTURE SOUDAINE

4.1 Pourquoi il ne faut pas la supplier de revenir

L'une des réactions les plus fréquentes après une séparation imprévue est de vouloir à tout prix reconquérir son ex-partenaire. C'est un réflexe naturel, alimenté par la douleur, la peur de perdre définitivement la personne aimée, et souvent, par la panique. Cependant, supplier son ex de revenir est une erreur qui, bien que compréhensible sur le plan émotionnel, peut avoir des conséquences néfastes sur la relation et sur vous-même.

Lorsque vous suppliez quelqu'un de revenir, vous mettez cette personne dans une position de pouvoir total. La dynamique de la relation change, et vous vous placez en situation de faiblesse. Vous lui transmettez involontairement le message que votre bonheur dépend entièrement de sa présence, ce qui peut être perçu comme un poids énorme par l'autre personne. Cela peut également lui donner l'impression que vous n'êtes pas capable de gérer vos émotions ou que vous n'êtes pas prêt à affronter la réalité de la rupture. Ce genre de pression peut éloigner encore plus votre ex, car elle peut sentir que vous cherchez à combler votre propre vide émotionnel à travers elle.

Analysons le scénario de Maxime et Léa. Maxime, dévasté par la rupture soudaine, a commencé à envoyer des messages à Léa, la suppliant de lui donner une autre chance. Il lui répétait sans cesse qu'il ne pouvait pas vivre sans elle et qu'il ferait n'importe quoi pour la récupérer. Au début, Léa se sentait coupable de l'avoir quitté et envisageait de le revoir, mais à force d'insistance, elle a fini par se sentir oppressée. Elle a eu l'impression que Maxime ne respectait plus ses sentiments ni son besoin de temps et d'espace pour réfléchir. Finalement, au lieu de raviver leur relation, ses suppliques l'ont poussée à s'éloigner définitivement.

Ce que Maxime n'avait pas compris, c'est que supplier son ex n'est pas une preuve d'amour, mais plutôt une manifestation de désespoir. Cela peut donner l'impression que vous êtes plus attaché à l'idée de la relation qu'à la personne elle-même. Cela reflète souvent un besoin de combler un vide émotionnel rapidement, sans laisser à l'autre le temps de guérir ou de réfléchir à la situation.

Il est bien plus constructif de prendre du recul après une rupture. Laissez votre ex respirer, prenez également du temps pour vous recentrer et comprendre ce qui s'est réellement passé. Ce temps de réflexion est crucial, car il vous permet de reprendre le contrôle sur vos émotions et de mieux comprendre les raisons de la rupture. Si vous laissez un espace sain entre vous deux, vous laissez aussi la porte ouverte à une reconquête éventuelle, mais cette fois sur des bases plus équilibrées. Dans certains cas, ce recul peut même montrer à votre ex que vous êtes capable de gérer la situation avec maturité et indépendance, ce qui est bien plus attirant que des supplications incessantes.

Un autre aspect à considérer est que supplier peut souvent dévaloriser votre image. Imaginez la manière dont vous voulez que votre ex se souvienne de vous. Si elle se souvient de vous comme quelqu'un qui s'accroche désespérément et qui ne respecte pas ses besoins ou son espace, cela risque de nuire à toute chance de réconciliation. En revanche, si elle voit que vous avez pris la rupture avec dignité, cela peut susciter du respect et, potentiellement, ouvrir la voie à une discussion plus calme et plus réfléchie plus tard.

Au lieu de supplier, prenez le temps de vous concentrer sur vous-même. C'est une opportunité de réfléchir à la relation, à vos erreurs éventuelles, mais aussi à ce que vous attendez réellement de votre vie amoureuse. Ce travail sur soi est essentiel non seulement pour reconstruire votre propre bien-être émotionnel, mais aussi pour améliorer vos relations futures, qu'elles soient avec votre ex ou quelqu'un d'autre.

Si après avoir pris du recul, vous décidez toujours de reconquérir votre ex, faites-le d'une manière qui montre que vous avez grandi et que vous êtes capable de comprendre les raisons de la rupture sans faire de reproches ni vous apitoyer sur votre sort. Une approche basée sur la confiance en soi, l'empathie et le respect des besoins de l'autre a bien plus de chances de créer un dialogue constructif que des suppliques désespérées.

Supplier votre ex de revenir est une réaction instinctive mais contre-productive. Elle alourdit la situation, vous place en position de faiblesse, et peut éloigner encore davantage la personne que vous aimez. La meilleure approche après une rupture est de prendre du recul, de vous concentrer sur vous-même, et d'adopter une attitude de respect mutuel. Cette posture de calme et de réflexion peut non seulement vous aider à mieux gérer la douleur de la rupture, mais aussi à augmenter vos chances de renouer avec votre ex sur des bases plus saines, si c'est ce que vous désirez.

4.2 Comment éviter de se rabaisser après une rupture

Une rupture peut mettre à mal notre amour-propre. Cette période est souvent marquée par une forte intensité émotionnelle: la douleur, le regret, et parfois la culpabilité. Dans ces moments, il est facile de douter de soi, de se remettre en question et de penser que l'on doit tout faire pour **"récupérer"** l'autre, même au prix de son estime de soi. Pourtant, se rabaisser après une rupture, que ce soit en suppliant, en se dévalorisant ou en acceptant des comportements qui nous manquent de respect, est une erreur à éviter à tout prix.

Le sentiment de perte peut pousser à des comportements désespérés. On se surprend parfois à envoyer une multitude de messages, à quémander de l'attention, à accepter des excuses ou des situations qui vont à l'encontre de nos propres valeurs. Mais chaque fois que l'on agit ainsi, on envoie le message implicite que l'on ne se respecte pas soi-même, que l'on ne mérite pas mieux. Or, préserver son intégrité après une rupture est essentiel pour se reconstruire et, éventuellement, recréer une relation sur des bases plus saines, que ce soit avec cette même personne ou une autre.

Regardons l'exemple de Sophie et Lucas. Après une rupture brutale, Sophie était dévastée et n'imaginait pas sa vie sans Lucas. Elle l'appelait constamment, demandait à le voir, et même quand il répondait de manière froide ou distante, elle continuait à insister. À un moment, Lucas lui a proposé de continuer à se voir, mais uniquement pour des moments intimes, sans engagement émotionnel. Sophie, dans son désespoir, a accepté, pensant que c'était mieux que rien. Mais très vite, elle s'est rendu compte que cette situation la rabaissait. Elle se sentait utilisée et de plus en plus vide, car Lucas ne lui donnait pas l'amour et le respect qu'elle méritait. En acceptant cette situation, Sophie avait perdu de vue sa propre valeur.

Se rabaisser ne fait qu'alimenter la souffrance et ne permet pas de retrouver l'estime de soi. Au contraire, cela ne fait que confirmer à l'autre que vous êtes prêt à accepter des conditions qui ne vous respectent pas. Ce comportement peut non seulement détruire votre propre estime de soi, mais aussi réduire vos chances de restaurer une relation équilibrée et saine à l'avenir.

Comment éviter de se rabaisser après une rupture? La première étape est d'accepter la douleur, sans chercher à la fuir ou à la masquer par des comportements désespérés. La rupture est un moment difficile, mais c'est aussi une opportunité pour se recentrer et réfléchir à ce que vous méritez vraiment dans une relation. Il est plus sain de se respecter suffisamment pour ne pas mendier l'affection. Couper momentanément le contact avec votre ex peut sembler brutal, mais c'est souvent la meilleure façon de retrouver votre clarté mentale et émotionnelle.

Entourez-vous de personnes qui vous respectent et vous soutiennent. Vos amis et votre famille peuvent être des ressources précieuses pour vous rappeler votre valeur lorsque vous avez l'impression de la perdre. Ils vous encourageront à rester fidèle à vous-même et à ne pas céder à la tentation de vous rabaisser pour sauver quelque chose qui ne vous respecte pas.

N'oubliez jamais que votre valeur ne dépend pas de l'amour ou de l'approbation de votre ex. Vous valez bien plus qu'une simple validation externe. Il peut être utile de pratiquer des activités qui renforcent votre estime de soi: prenez soin de vous, développez vos passions, reconnectez-vous avec ce qui vous rend heureux indépendamment de votre relation passée. Chaque geste que vous posez pour vous-même est un pas vers la reconquête de votre dignité et de votre confiance en vous.

Un autre conseil pour éviter de se rabaisser est d'adopter une mentalité de respect mutuel. Si vous envisagez de reprendre contact avec votre ex à un moment donné, faites-le d'une manière respectueuse, tant pour vous-même que pour lui ou elle. Évitez les déclarations de désespoir ou les comportements qui montrent que vous êtes prêt à tout pour retrouver cette personne. Au lieu de cela, engagez un dialogue ouvert, mature, où vous exprimez vos sentiments sans pour autant renoncer à vos valeurs ou à votre estime de soi.

Gardez à l'esprit que se rabaisser ne vous apportera jamais ce que vous désirez vraiment: une relation authentique, fondée sur le respect et l'amour mutuels. Si votre ex ne vous respecte pas ou n'est pas prêt à vous offrir une relation équilibrée, vous devez avoir la force de vous éloigner, même si cela fait mal. Il vaut mieux souffrir un temps de la perte de quelqu'un que de passer des années à se rabaisser et à perdre son identité dans une relation qui ne vous élève pas.

Après une rupture, le respect de soi doit toujours primer. Se rabaisser ne résoudra jamais vos problèmes amoureux, et cela risque au contraire de vous éloigner de la relation saine et équilibrée que vous méritez. Prenez soin de vous, affirmez votre valeur et rappelez-vous que votre bonheur ne dépend pas uniquement de cette relation. La force de caractère que vous montrez aujourd'hui vous aidera à construire des bases solides pour l'avenir.

4.3 L'importance de respecter l'espace de l'autre

Suite à une rupture imprévisible, il est naturel de ressentir un fort désir de combler le vide laissé par la personne que l'on aimait. Dans cet état de vulnérabilité, beaucoup commettent l'erreur de vouloir combler ce vide immédiatement en essayant de se rapprocher de leur ex, parfois de manière trop insistante. Pourtant, l'une des erreurs les plus fréquentes et les plus contre-productives est de ne pas respecter l'espace de l'autre. Donner de l'espace à son ex, c'est non seulement lui permettre de respirer et de réfléchir, mais c'est aussi vous donner la possibilité de vous recentrer sur vous-même et d'analyser la situation avec plus de clarté.

Imaginons l'exemple de Clara et Paul. Après leur rupture, Clara a ressenti une forte angoisse à l'idée de perdre Paul pour de bon. Elle l'a contacté quotidiennement, lui envoyant des messages, l'appelant pour tenter de discuter de leur relation. Paul, lui, avait besoin de prendre du recul pour comprendre ce qu'il ressentait vraiment. Mais face à l'insistance de Clara, il s'est senti envahi et étouffé. Ce qui aurait pu être un espace de réflexion s'est transformé en une source de stress supplémentaire. Paul a fini par couper complètement les ponts avec Clara, ce qui a rendu toute tentative de réconciliation encore plus difficile.

Respecter l'espace de l'autre après une rupture est essentiel pour plusieurs raisons. Cela permet à chacun de prendre du recul et d'évaluer la situation sans pression. Lorsque la rupture est encore fraîche, les émotions sont souvent à leur paroxysme: tristesse, colère, frustration. Si l'un ou l'autre des partenaires essaie de combler immédiatement cet espace émotionnel avec des tentatives de rapprochement, il y a de fortes chances que cela mène à des malentendus ou à des disputes. Donner du temps à l'autre, c'est permettre à ces émotions de s'apaiser et d'offrir à chacun l'opportunité de voir la situation avec plus de sérénité.

Derrière une rupture brutale se cache parfois un besoin de l'autre de faire une pause. Peut-être que votre ex a ressenti une pression émotionnelle ou qu'il avait besoin de temps pour comprendre ce qu'il voulait réellement. En ne respectant pas ce besoin d'espace, vous risquez d'aggraver les tensions et d'empêcher une réconciliation éventuelle.

Un autre aspect à considérer est que respecter l'espace de l'autre démontre une forme de maturité émotionnelle. Cela montre que vous êtes capable de gérer la situation avec dignité et respect, sans chercher à contrôler ou à manipuler l'autre personne pour qu'elle revienne.

Laissez à votre ex le temps de ressentir la distance, et de comprendre ce qu'il ou elle ressent vraiment. C'est en prenant de la distance que l'on se rend compte de ce que l'on a perdu.

Examinons le cas de Marc et Sophie. Après leur rupture, Sophie a décidé de ne pas contacter Marc pendant quelques semaines. Au début, cela a été extrêmement difficile pour elle. Elle avait envie de lui parler, de lui demander pourquoi, de chercher des réponses. Mais en prenant de la distance, elle s'est donné la chance de réfléchir à la relation et à ses propres besoins. Pendant ce temps, Marc, lui aussi, a pu réfléchir sans se sentir envahi. Quelques semaines plus tard, c'est Marc qui a contacté Sophie, car il s'était rendu compte qu'il tenait toujours à elle. Cette décision de respecter l'espace de l'autre leur a permis de se retrouver sur des bases plus saines et plus réfléchies.

Comment concrètement respecter l'espace de l'autre après une séparation soudaine? Évitez les contacts constants. Ne pas envoyer de messages, ne pas appeler, ne pas essayer de provoquer des rencontres fortuites. Cela peut sembler difficile, surtout si vous avez l'habitude d'être en contact permanent, mais c'est un pas nécessaire pour permettre à chacun de respirer. Concentrez-vous sur vous-même. Profitez de cette période pour vous recentrer, retrouver vos passions, prendre soin de vous. Cela vous aidera non seulement à mieux vivre la rupture, mais aussi à montrer à votre ex que vous êtes capable de vous épanouir indépendamment de la relation.

Donner de l'espace à l'autre, c'est lui montrer du respect, sans pour autant renoncer à espérer. Cela signifie simplement que vous respectez le besoin de chacun de prendre du recul, de réfléchir et de guérir. Si votre relation a un avenir, il est probable que ce besoin d'espace permette à chacun de revenir plus fort et plus clair sur ses intentions.

Respecter l'espace de l'autre après une rupture est une marque de respect et de maturité émotionnelle. Cela permet de créer un climat propice à la réflexion et à une possible réconciliation, tout en vous donnant le temps nécessaire pour vous retrouver vous-même. En donnant à l'autre le temps de respirer, vous augmentez les chances de retrouver un équilibre, que ce soit pour vous-même ou pour la relation.

4.4 Ne pas céder à l'impulsivité et à la surcommunication

Lorsque l'on vit une rupture soudaine, il est courant de se sentir submergé par un tourbillon d'émotions: tristesse, colère, frustration, peur, et parfois un profond sentiment de désespoir. Ces émotions peuvent pousser à agir de manière impulsive, souvent dans le but de rétablir un contact ou de clarifier des situations encore floues. Cependant, céder à cette impulsivité et se lancer dans une communication excessive – que ce soit par des appels, des messages incessants ou des tentatives de discussion immédiate – peut s'avérer contre-productif et, dans la plupart des cas, empirer la situation.

Citons le cas de Laura et Maxime. Après une rupture inattendue, Laura a ressenti le besoin urgent de comprendre pourquoi Maxime avait pris cette décision. Elle lui a envoyé de nombreux messages, cherchant des réponses qu'elle pensait nécessaires pour pouvoir tourner la page. Cependant, ses multiples tentatives pour obtenir des explications ont mis Maxime dans une position inconfortable, où il se sentait pressé et étouffé. Au lieu de favoriser un retour au dialogue, la surcommunication de Laura a accentué le fossé entre eux, car Maxime a fini par éviter tout contact pour ne pas aggraver la situation.

La surcommunication, après une rupture, est souvent le fruit de l'angoisse. Nous avons tous, à un moment donné, ressenti ce besoin presque viscéral de dire ce qui nous pèse sur le cœur ou de recevoir une réponse qui calmerait nos doutes. Pourtant, agir dans l'urgence et submerger l'autre de messages ou d'appels crée un déséquilibre dans la relation. Cela peut même renforcer chez l'autre personne le sentiment que la rupture était justifiée, car elle voit que vous n'êtes pas capable de gérer la situation avec recul et maturité.

Il est donc essentiel de résister à l'envie de surcommuniquer, même si cela semble être la seule solution pour apaiser votre esprit. La première étape pour éviter cette erreur est de prendre du recul. Ce temps de silence permet à chacun de reprendre ses esprits, de digérer ce qu'il s'est passé et de se reconnecter à ses propres besoins et émotions. Respecter ce silence montre à l'autre que vous êtes capable de gérer la rupture sans lui imposer vos propres angoisses, ce qui peut favoriser une réouverture du dialogue dans un cadre plus sain et apaisé.

Un autre aspect important est de comprendre que la communication excessive peut venir d'une impulsivité incontrôlée. Lorsque nous sommes blessés ou en colère, nous avons tendance à vouloir réagir immédiatement. Ce besoin de réaction immédiate est souvent motivé par l'émotion du moment, et ces réactions sont rarement réfléchies. Ce qui se traduit par des messages ou des appels remplis de reproches, d'incompréhension ou de regrets. Cependant, dans la précipitation, on oublie que ces mots ne sont pas forcément ceux que l'on souhaiterait réellement exprimer après réflexion. Laisser passer du temps avant de répondre permet d'éviter ces réactions impulsives qui, souvent, ne font qu'envenimer la situation.

Prenons un autre exemple, celui de Thomas et Claire. Après une dispute qui a mené à leur rupture, Thomas a immédiatement ressenti le besoin de s'expliquer. Sous l'effet de l'impulsivité, il a envoyé de longs messages, détaillant chaque point de leur relation, essayant de prouver qu'il avait raison sur certains aspects. Mais au lieu d'apaiser les tensions, ses messages sont venus raviver des blessures chez Claire, qui a préféré couper tout contact. Ce besoin de « **tout clarifier** » rapidement, sous l'effet de l'émotion, a détruit toute chance de réconciliation dans l'immédiat.

Pour éviter cela, il est important de se rappeler que la communication ne se limite pas à dire ce que l'on ressent immédiatement. Il s'agit aussi de choisir le bon moment et le bon ton pour s'exprimer. Si vous ressentez le besoin de parler à votre ex après la rupture, prenez un moment pour réfléchir à ce que vous souhaitez vraiment dire. Est-ce que cela va améliorer la situation ou l'aggraver? Est-ce que vous le faites pour clarifier quelque chose d'important ou pour apaiser votre propre anxiété?

Il est aussi bénéfique de s'entourer de personnes de confiance à ce moment-là, comme des amis ou des proches. Parler à quelqu'un de neutre peut vous aider à exprimer ce que vous ressentez sans pour autant passer à l'action immédiatement avec votre ex. Ces conversations peuvent vous permettre d'avoir le recul nécessaire et d'éviter les comportements impulsifs qui pourraient aggraver la situation.

Céder à l'impulsivité et surcommuniquer après une rupture est une erreur courante, mais elle peut être évitée avec un peu de recul et de réflexion. La clé est de prendre du temps pour soi, pour digérer la rupture et réfléchir à ce que vous souhaitez vraiment dire et comment le dire de manière constructive. Ce silence et ce recul permettent de restaurer un équilibre émotionnel et, surtout, d'ouvrir la voie à une communication plus saine et réfléchie dans l'avenir. Une communication mesurée et respectueuse est toujours plus efficace qu'un flot d'émotions non contrôlées.

4.5 Comment gérer l'instinct de vouloir "réparer" trop vite

Le désir de recoller les morceaux après une rupture est souvent très fort. Le choc et la douleur qui suivent une séparation peuvent susciter une urgence de tout remettre en place, dans l'espoir de retrouver la personne que l'on aime. Cependant, céder à cet instinct de réparation rapide peut souvent mener à des erreurs contre-productives, voire à une détérioration encore plus grande de la relation. Il faut garder à l'esprit que vouloir tout réparer trop rapidement peut freiner le processus de guérison.

Lorsqu'une rupture survient de manière inattendue, le premier réflexe est souvent de chercher des solutions immédiates pour **"reconquérir"** l'autre. Ce désir, bien qu'humain, pousse souvent à adopter des comportements précipités: vouloir discuter longuement des problèmes, multiplier les messages d'excuses, ou encore promettre de changer en quelques jours à peine. Ces actions peuvent sembler logiques sur le moment, mais elles ignorent un aspect fondamental de toute relation: le temps est nécessaire pour guérir, réfléchir et comprendre ce qui a conduit à cette rupture.

Étudions le cas de Chloé et Julien. Suite à une rupture abrupte, Chloé, bouleversée, a immédiatement tenté de réparer les choses en proposant à Julien de se voir le lendemain. Elle lui a expliqué qu'elle comprenait enfin ses erreurs et qu'elle était prête à tout changer pour qu'ils retrouvent leur équilibre. Mais pour Julien, la rupture représentait un besoin de prendre du recul, de respirer et de réfléchir. Il s'est donc senti pressé par les tentatives de Chloé de réparer immédiatement ce qui s'était brisé. Le résultat? Julien a pris encore plus de distance, ne se sentant pas respecté dans son besoin d'espace.

Cet exemple montre à quel point vouloir **"réparer"** trop vite peut éloigner l'autre plutôt que de le rapprocher. Chacun traverse une rupture de manière unique. Respectez ce rythme individuel. Il est souvent nécessaire de laisser le temps faire son œuvre. Forcer une réparation immédiate, c'est tenter de colmater une brèche sans avoir pris le temps de comprendre pourquoi elle s'est ouverte.

Plutôt que de chercher à tout résoudre immédiatement, prenez le temps de vous ressourcer. Après une rupture, prendre le temps de réfléchir à ce qui s'est réellement passé est bien plus productif que de précipiter des tentatives de réconciliation. Cela permet de comprendre en profondeur les causes de la rupture et d'éviter de répéter les mêmes schémas à l'avenir. Souvent, ce que l'on pense être une solution immédiate n'est en réalité qu'une réaction à la douleur et à l'incertitude. En prenant du recul, on peut aborder la situation avec plus de clarté et de maturité.

Un autre aspect important est d'accepter que la réparation ne peut être unilatérale. Pour qu'une relation soit véritablement réparée, il faut que les deux parties soient prêtes à s'engager dans ce processus. Si l'un des deux n'est pas encore prêt, forcer les choses peut causer plus de dommages que de bienfaits. Laissez l'autre personne respirer, réfléchissez à ce que vous voulez réellement, et à ce que vous attendez de la relation.

L'histoire de Paul et Mathilde illustre bien cette idée. Après une rupture difficile, Mathilde a immédiatement tenté de **"réparer"** leur relation en envoyant des lettres détaillées à Paul, dans lesquelles elle expliquait ce qu'elle comptait faire pour sauver leur couple. Mais Paul, encore sous le choc de la rupture, ne se sentait pas prêt à répondre à ces propositions. Pour lui, ces tentatives de réparation semblaient précipitées, et il avait besoin de plus de temps pour réfléchir à ses propres sentiments. Mathilde, en voulant réparer trop vite, avait involontairement mis une pression sur Paul, ce qui a retardé leur réconciliation.

Comment gérer ce besoin de réparer immédiatement? La première étape est de reconnaître ce sentiment et de ne pas agir sous l'impulsion du moment. Prenez un moment pour vous recentrer. Laissez passer quelques jours, voire quelques semaines, avant de tenter une quelconque réconciliation. Cela permettra à chacun de respirer, de réfléchir et de se remettre de l'émotion brute causée par la rupture.

Rappelez-vous que la réparation d'une relation ne signifie pas revenir exactement à ce qui existait avant. Cela implique souvent de redéfinir les bases de la relation, de comprendre ce qui a échoué, et de construire quelque chose de nouveau, plus fort. Pour que cela soit possible, il est nécessaire de passer par une phase d'introspection et de guérison personnelle avant de pouvoir envisager un futur ensemble.

Agir avec humilité et patience est une approche constructive. Acceptez que vous ne pouvez pas tout contrôler, et que certaines choses demandent du temps pour évoluer naturellement. Lorsque vous êtes prêt à reparler avec votre ex, faites-le avec calme, en étant prêt à écouter autant qu'à exprimer vos propres sentiments. Cela permettra d'établir un dialogue sain, sans pression, ni précipitation.

Céder à l'envie de réparer trop vite après une rupture est une erreur courante mais évitable. Respectez le temps et l'espace nécessaires pour guérir, tant pour vous que pour l'autre. La véritable réparation d'une relation se fait sur des bases solides, après une réflexion profonde et non sous l'impulsion de l'émotion immédiate. En prenant du recul, vous offrez à la relation une chance réelle de renaître, mais cette fois, sur des bases plus stables et plus saines.

CHAPITRE 5: COMMENT J'AURAIS PU SAUVER NOTRE RELATION

5.1 Revenir sur les besoins de l'autre que j'ai négligés

Lorsque l'on réfléchit aux causes d'une rupture, il est souvent facile de voir ce que l'on ressentait soi-même, les blessures que l'on a subies et les raisons qui nous poussent à vouloir réparer la relation. Cependant, ce qui est souvent négligé dans cette rétrospection, ce sont les besoins de l'autre. Ce point est fondamental dans toute relation, et revenir sur les besoins de votre partenaire que vous avez peut-être ignorés ou sous-estimés est un exercice essentiel pour comprendre comment vous auriez pu sauver votre relation.

Chaque individu a des besoins spécifiques dans une relation, qu'ils soient émotionnels, psychologiques ou physiques. Ignorer ces besoins, même involontairement, peut créer des frustrations, des malentendus et, finalement, des fissures dans la relation. La reconnaissance de ces besoins et leur prise en compte sont des piliers essentiels pour le bien-être du couple.

Explorons l'exemple de Marianne et Damien. Marianne, très absorbée par son travail, pensait qu'en fournissant un soutien financier important à la maison, elle répondait aux attentes de Damien. Cependant, ce que Damien attendait réellement, c'était une présence émotionnelle et plus de temps passé ensemble. Cette divergence entre ce que Marianne croyait faire de bien et ce que Damien ressentait comme un manque a finalement créé une distance émotionnelle dans le couple. Marianne n'avait pas pris le temps de voir que Damien avait un besoin profond d'affection et de moments partagés, et cette déconnexion a fini par les éloigner.

Dans ce contexte, revenir sur les besoins de l'autre, c'est comprendre que la relation n'est pas uniquement fondée sur nos propres attentes, mais sur un équilibre entre deux personnes. Il s'agit d'un effort constant pour comprendre ce que votre partenaire désire, et non ce que vous pensez qu'il devrait vouloir. Il est facile de se convaincre que l'on fait de son mieux, mais il est plus difficile de prendre un moment pour réellement se mettre à la place de l'autre et comprendre ses frustrations silencieuses.

Comment reconnaître ces besoins que vous avez peut-être négligés? Premièrement, en rétrospective, il faut se poser la question: **"Quels étaient les moments de tension récurrents?"** Souvent, ces moments cachent un besoin non exprimé. Si votre partenaire se plaignait souvent de votre manque d'écoute ou de votre absence émotionnelle, il y avait probablement un besoin de connexion plus profonde. Si, au contraire, les tensions concernaient un manque de reconnaissance, il est probable que votre partenaire attendait davantage de validation ou d'appréciation pour les efforts fournis dans la relation.

Un autre exemple est celui de Samir et Clara. Samir aimait organiser des week-ends en amoureux et pensait que cela renforçait leur couple. Pourtant, Clara, bien qu'appréciant ces moments, attendait autre chose de Samir: plus de communication quotidienne et une attention aux détails de sa vie personnelle, plutôt que des moments ponctuels de bonheur. Là encore, Samir n'avait pas su identifier les besoins réels de Clara, car il croyait bien faire en planifiant des escapades romantiques, sans comprendre que l'essentiel, pour Clara, était d'être entendue au quotidien.

Revenir sur les besoins de votre partenaire que vous avez négligés, c'est aussi faire preuve d'humilité. Il s'agit de reconnaître que même avec les meilleures intentions, on peut parfois manquer de perspective et ne pas voir ce qui compte vraiment pour l'autre. Cette introspection permet d'éviter de répéter les mêmes erreurs dans l'avenir, que ce soit avec la même personne ou dans une nouvelle relation.

Le dialogue est également un moyen essentiel de comprendre ces besoins. Si vous avez encore la possibilité de discuter avec votre ex, poser des questions ouvertes sur ce qu'il ou elle ressentait réellement dans la relation peut vous donner des indices précieux. Demandez-lui ce qu'il manquait, ce qui le frustrait, et soyez prêt à écouter sans vous défendre. Ce type de conversation, même si elle peut être difficile, permet de voir la relation sous un nouvel angle, en tenant compte non seulement de vos propres besoins, mais aussi de ceux de l'autre.

Revenir sur les besoins de l'autre que vous avez négligés est un exercice essentiel pour comprendre ce qui aurait pu être fait différemment. La clé d'une relation épanouie réside dans la capacité à écouter, comprendre et répondre aux attentes de son partenaire. Cela demande une rétrospection honnête et un effort conscient pour ne pas uniquement se concentrer sur ses propres ressentis. En prenant en compte les besoins non satisfaits de l'autre, vous pouvez éviter de commettre les mêmes erreurs à l'avenir, et potentiellement, poser les bases pour une réconciliation sur des fondations plus solides et plus équilibrées.

5.2 Comment j'aurais pu montrer plus d'empathie et d'écoute

L'empathie et l'écoute sont deux des piliers essentiels d'une relation de couple harmonieuse. Pourtant, dans le quotidien et face aux difficultés, il est parfois facile de les négliger. Lorsque l'on réfléchit à ce qui aurait pu être fait différemment pour sauver une relation, on réalise souvent que l'on n'a pas toujours su faire preuve d'une écoute sincère et d'empathie envers l'autre. Ces qualités, pourtant fondamentales, permettent de créer un lien émotionnel profond et d'apaiser les conflits avant qu'ils ne deviennent irréversibles.

Montrer plus d'empathie, c'est avant tout être capable de se mettre à la place de son partenaire, de comprendre ce qu'il ressent, même si ces émotions ne sont pas immédiatement visibles ou exprimées de manière claire. C'est accepter que l'autre puisse vivre des émotions différentes des nôtres et que son expérience, même si elle ne nous semble pas logique sur le moment, mérite d'être entendue. Une erreur courante que beaucoup de personnes font, moi y compris, est de supposer que l'on comprend parfaitement les besoins de son partenaire, sans prendre le temps de véritablement s'interroger sur ses émotions.

Considérons le cas de Julien et Alice. Pendant plusieurs mois, Alice exprimait son malaise par des petites remarques ou des comportements distants. Julien, lui, pensait que c'était passager, ou que c'était lié à des facteurs extérieurs comme le travail ou le stress. Au lieu de prendre le temps de vraiment écouter ce qu'Alice tentait de lui communiquer, il continuait son quotidien sans creuser plus loin. Ce manque d'attention aux signaux d'alerte a finalement conduit à une rupture, car Alice s'est sentie incomprise et émotionnellement déconnectée de Julien. Ce qu'il aurait pu faire différemment, c'est prendre un moment pour s'asseoir avec elle, lui poser des questions ouvertes sur ses émotions, et surtout l'écouter sans jugement ni précipitation.

Montrer de l'empathie ne signifie pas seulement comprendre les mots que l'autre dit, mais aussi percevoir les émotions sous-jacentes et les besoins non exprimés. Souvent, derrière un reproche ou une dispute se cache une douleur non exprimée. L'empathie permet de détecter ces douleurs et de répondre aux besoins émotionnels de l'autre avant qu'ils ne deviennent un fossé infranchissable. Pour revenir à l'exemple de Julien et Alice, Julien aurait pu, lors de ces moments de tension, dire quelque chose comme: « **Je sens que tu es préoccupée. Est-ce que tu te sens seule ou est-ce que quelque chose te manque dans notre relation?** ». Une question aussi simple peut ouvrir la voie à une communication plus authentique et montrer à l'autre que vous êtes réellement attentif à ses besoins.

L'écoute est également un élément clé qui va de pair avec l'empathie. Écouter ne signifie pas simplement entendre ce que l'autre dit, mais être présent, attentif, sans chercher à répliquer immédiatement ou à trouver des solutions rapides. L'un des pièges dans lesquels je suis tombé, et dans lequel beaucoup tombent, est de vouloir résoudre les problèmes dès qu'ils sont exprimés, sans vraiment prendre le temps de comprendre ce que l'autre cherche à dire. Notre partenaire n'a pas besoin d'une solution, mais simplement de se sentir compris et soutenu.

L'exemple de Luc et Clara illustre bien ce point. Clara se plaignait souvent de la fatigue qu'elle ressentait à jongler entre son travail, les tâches ménagères et les enfants. Luc, dans son désir de l'aider, lui proposait constamment des solutions pratiques: « **Pourquoi tu n'organises pas mieux tes journées?** », « **Tu devrais déléguer plus** ». Mais Clara ne cherchait pas une solution immédiate, elle avait besoin de sentir que Luc comprenait à quel point elle se sentait débordée et épuisée. Ce qu'elle attendait, c'était simplement un moment de reconnaissance et de soutien émotionnel. Si Luc avait pris le temps de l'écouter attentivement et de reconnaître son état émotionnel, Clara se serait sentie moins seule dans sa fatigue.

Comment aurais-je pu montrer plus d'empathie et d'écoute? D'abord, en prenant le temps de me décentrer de mes propres préoccupations pour véritablement comprendre ce que mon partenaire ressentait. En écoutant activement, sans interruption, sans chercher à apporter une solution immédiate ou à minimiser ses émotions. Le simple fait de dire « **Je comprends que tu te sens comme ça, et je suis là pour toi** » peut apaiser des tensions bien plus qu'une longue discussion.

L'empathie et l'écoute sont des compétences que l'on peut toujours améliorer dans une relation. Si je m'étais davantage concentré sur ce que mon partenaire ressentait, plutôt que sur ma propre perception des choses, j'aurais probablement pu désamorcer bien des tensions et renforcer notre lien. L'empathie crée une connexion émotionnelle, et l'écoute active montre à l'autre qu'il est véritablement entendu. Ces deux qualités sont indispensables pour nourrir une relation solide et éviter les incompréhensions qui mènent souvent à la rupture.

5.3 Le rôle du soutien émotionnel dans une relation

Dans toute relation de couple, le soutien émotionnel joue un rôle primordial. C'est le ciment qui lie les partenaires, surtout lorsque les défis surgissent. Souvent, nous pensons à tort que l'amour suffit à maintenir une relation, mais sans un soutien émotionnel solide, même les sentiments les plus profonds peuvent s'effriter. Dans ma propre expérience, j'ai réalisé qu'un des aspects les plus négligés de ma part était précisément ce besoin de soutien émotionnel que mon partenaire avait, et que je n'avais pas su combler.

Le soutien émotionnel ne se limite pas à être présent lors des grands moments de crise. Il englobe des gestes quotidiens, des petites attentions, des mots rassurants, et surtout une écoute active. C'est cette disponibilité émotionnelle qui fait sentir à l'autre qu'il n'est jamais seul face à ses difficultés, qu'il y a toujours une épaule sur laquelle s'appuyer. Quand nous sommes dans une relation, il est facile de se focaliser sur soi, de s'occuper de nos propres défis, tout en supposant que l'autre peut gérer ses émotions tout seul. Cependant, cette attitude crée souvent des fractures invisibles qui, au fil du temps, fragilisent la relation.

Imaginons la situation de Sarah et Marc. Sarah traversait une période de stress au travail, mais Marc, absorbé par ses propres préoccupations, ne réalisait pas à quel point elle se sentait seule dans ses difficultés. Bien qu'ils vivaient sous le même toit, elle ressentait une distance émotionnelle de plus en plus grande. Marc pensait qu'en ne lui mettant pas la pression pour parler de ses problèmes, il lui rendait service. Mais en réalité, Sarah interprétait ce silence comme un manque d'intérêt et de soutien. Ce qui manquait dans leur relation, c'était cette forme d'attention qui fait que l'on se sent vu et entendu, même sans avoir à tout dire.

Dans mon propre parcours, j'ai appris que ce soutien passe par des choses simples mais essentielles: s'intéresser sincèrement à ce que l'autre traverse, poser des questions pour comprendre ce qui le préoccupe, et être une présence réconfortante. Un simple **"Comment te sens-tu vraiment?"** peut ouvrir la porte à des échanges qui apaisent, qui rassurent, et qui renforcent la connexion émotionnelle. Quand on ne se sent pas soutenu émotionnellement, on finit par se refermer sur soi-même, ce qui crée un mur entre les deux partenaires.

Le soutien émotionnel ne consiste pas seulement à écouter l'autre parler de ses problèmes. Il s'agit également d'offrir des mots d'encouragement, de rappeler à l'autre sa valeur, et de l'aider à voir la lumière au bout du tunnel. Pour cela, il faut être attentif aux signes non verbaux: la fatigue dans les yeux de l'autre, un silence plus lourd que d'habitude, un soupir au milieu d'une phrase. Autant de petits indices qui révèlent des besoins émotionnels que l'autre n'exprime pas toujours directement.

Voyons ce qui se passe dans le cas de Julie et Paul. Paul traversait une phase difficile, mais comme beaucoup de gens, il n'était pas du genre à parler de ses émotions. Julie, de son côté, a su repérer les signaux subtils et l'a soutenu en silence, en étant simplement présente à ses côtés. Elle lui montrait par des petits gestes qu'elle comprenait son état, sans forcer la conversation. Ce soutien discret mais constant a fait toute la différence dans leur relation, car Paul s'est senti compris et soutenu, même sans devoir mettre des mots sur son malaise.

Comment aurais-je pu montrer davantage de soutien émotionnel dans ma propre relation? En étant plus à l'écoute des signaux émotionnels de mon partenaire. Il ne s'agit pas seulement d'attendre que l'autre parle de ce qui ne va pas, mais de créer un espace dans lequel il se sent en sécurité pour s'ouvrir. J'aurais aussi pu exprimer plus souvent mon soutien à travers des gestes simples mais significatifs: un mot doux le matin, un geste tendre après une journée difficile, ou encore des petites attentions qui montrent à l'autre qu'il n'est pas seul dans ce qu'il traverse.

Le soutien émotionnel est un investissement. Plus on en donne, plus on renforce les liens de la relation. Et lorsqu'il est absent, il est remplacé par des sentiments de solitude, de frustration, voire d'incompréhension. Un partenaire qui ne se sent pas soutenu émotionnellement peut finir par se détacher, non pas parce qu'il n'aime plus, mais parce qu'il se sent déconnecté de la personne avec qui il partage sa vie.

Le soutien émotionnel est l'un des éléments clés d'une relation durable. Il ne s'agit pas seulement d'être présent physiquement, mais d'être là émotionnellement, avec une écoute attentive et un cœur ouvert. Si j'avais mieux compris et pris en compte ce besoin dans ma propre relation, j'aurais probablement pu désamorcer bien des tensions et maintenir un lien plus fort et plus profond. En offrant ce soutien, on crée un espace où l'autre se sent non seulement aimé, mais compris et respecté dans sa vulnérabilité.

5.4 Les actions concrètes que j'aurais pu entreprendre

Lorsque l'on prend le temps de réfléchir à une rupture, on réalise souvent qu'il existait des opportunités pour agir différemment. La clé est de comprendre qu'il ne suffit pas de reconnaître les erreurs ou d'avoir des intentions positives; des actions concrètes doivent être mises en place pour réellement renforcer une relation. Même les plus petits gestes peuvent avoir un impact durable sur la dynamique du couple. Voici les actions concrètes que j'aurais pu entreprendre pour sauver ma relation.

La première chose que j'aurais pu faire est d'instaurer une communication plus ouverte et régulière. Beaucoup de couples tombent dans la routine où la communication devient fonctionnelle plutôt qu'émotionnelle. On parle des courses à faire, des responsabilités à gérer, mais on oublie de partager ses pensées, ses sentiments, et d'écouter ceux de l'autre. Pour éviter de perdre ce lien, j'aurais pu mettre en place des moments spécifiques où nous aurions discuté de ce que nous ressentions, de nos attentes et de nos frustrations, sans jugement ni précipitation. Ces moments dédiés à la communication auraient permis de créer un espace sûr pour exprimer nos émotions et prévenir les incompréhensions avant qu'elles ne se transforment en conflits.

Observons l'exemple de Claire et Hugo. Claire, frustrée par le manque de communication avec Hugo, a proposé d'instaurer un **"rituel de dialogue"** hebdomadaire. Chaque dimanche soir, ils prenaient un moment pour parler de leurs émotions de la semaine passée, sans distractions. Ce rituel a non seulement permis à Claire de se sentir davantage écoutée, mais il a aussi permis à Hugo de mieux comprendre ce que Claire vivait au quotidien. Grâce à cette pratique régulière, ils ont évité plusieurs conflits qui auraient pu dégénérer.

J'aurais pu être plus proactif dans l'expression de mon affection. Souvent, dans une relation à long terme, on prend l'autre pour acquis. On oublie que l'affection doit être entretenue régulièrement, qu'elle ne se nourrit pas seule. J'aurais pu exprimer mon amour de manière plus visible, par des petites attentions au quotidien: un mot doux, un geste tendre, ou simplement passer du temps ensemble sans distractions. Ces actes, bien que simples, envoient un message clair à l'autre: **"Je tiens à toi, et je veux que tu le saches."**

J'aurais aussi dû prendre davantage d'initiatives pour organiser des moments de qualité à deux. Le temps passé ensemble de manière significative renforce les liens. Même en étant dans la routine quotidienne, organiser une sortie spontanée, une soirée en tête-à-tête, ou simplement partager un repas sans téléphone aurait montré à mon partenaire que j'étais prêt à investir du temps et de l'énergie dans notre relation. Le simple fait de créer des moments de connexion aurait renforcé notre complicité.

Un autre aspect sur lequel j'aurais pu agir concrètement est la gestion des conflits. Dans beaucoup de relations, les disputes répétitives, mal gérées, mènent à la rupture. Ce que j'aurais pu faire, c'est apprendre à mieux désamorcer les conflits en adoptant une approche plus calme et réfléchie. Par exemple, au lieu de réagir immédiatement avec des émotions brutes, j'aurais pu prendre un moment pour respirer, réfléchir, puis revenir à la discussion avec un état d'esprit plus ouvert et conciliant. En identifiant les schémas de disputes destructives et en changeant la manière dont nous y faisions face, j'aurais pu éviter l'accumulation de ressentiment.

L'exemple de Mathilde et Samuel illustre bien cela. Ils se disputaient régulièrement pour des petites choses, mais un jour, Mathilde a décidé de changer sa manière d'aborder les conflits. Au lieu de répondre immédiatement, elle a pris l'habitude de dire à Samuel qu'elle avait besoin d'un moment pour réfléchir avant de discuter. Cela a permis à chacun de calmer ses émotions avant de se confronter, et leurs disputes se sont progressivement transformées en discussions plus apaisées.

Une action concrète aurait été de m'investir davantage dans les besoins individuels de mon partenaire. Souvent, les relations échouent parce que l'on n'est plus attentif à ce que l'autre désire ou à ce dont il a besoin pour s'épanouir. J'aurais pu faire l'effort de comprendre mieux ce que mon partenaire attendait de la relation, non pas en fonction de mes propres critères, mais en l'écoutant réellement. Cela signifie faire preuve d'empathie, mais aussi de curiosité active. Qu'est-ce qui lui donnait du bonheur? Qu'est-ce qui lui manquait dans notre quotidien? En étant plus à l'écoute de ses besoins, j'aurais pu mieux soutenir son épanouissement personnel et, par conséquent, renforcer notre couple.

Les actions concrètes pour sauver une relation reposent sur une communication ouverte, des gestes d'affection réguliers, la création de moments de qualité, une gestion apaisée des conflits, et l'attention portée aux besoins individuels de l'autre. Si j'avais appliqué ces principes plus tôt, peut-être aurais-je pu prévenir la rupture. Ce que ces actions montrent, c'est qu'une relation ne peut se nourrir uniquement de bonnes intentions. Elle a besoin d'être entretenue activement, jour après jour, à travers des gestes et des choix conscients.

5.5 Comment renforcer la relation après les conflits

Les conflits dans une relation de couple sont inévitables. Pourtant, ce qui détermine la solidité d'un couple n'est pas l'absence de disputes, mais la manière dont celles-ci sont gérées et surmontées. Renforcer la relation après un conflit est un travail délicat, mais essentiel pour rétablir la confiance et l'harmonie. Si j'avais mieux compris ce processus, j'aurais pu éviter que certaines disputes laissent des cicatrices durables et, à la place, les transformer en opportunités de croissance pour notre relation.

Un des aspects clés pour renforcer une relation après un conflit est la réconciliation consciente. Une fois la dispute terminée, il est facile de passer à autre chose sans vraiment résoudre les blessures émotionnelles qu'elle a pu provoquer. J'aurais pu accorder plus d'importance à ces moments de réconciliation, non pas seulement en m'excusant, mais en prenant le temps d'écouter les ressentis de mon partenaire. Les excuses sincères sont nécessaires, mais elles ne suffisent pas toujours. Reconnaître la douleur que l'autre a pu ressentir et lui donner l'opportunité de s'exprimer sans être interrompu est tout aussi vital.

Analysons le scénario de Thomas et Sophie. Après une dispute houleuse sur les finances, ils ont pris l'habitude, une fois le calme revenu, de s'asseoir et de débriefer ce qui s'était passé. Ce moment post-conflit leur permettait d'identifier ce qui avait déclenché la dispute et de mieux comprendre comment chacun se sentait. Grâce à cette pratique, ils ne se contentaient pas de **"mettre un pansement"** sur la dispute, mais travaillaient activement à en tirer des leçons pour éviter de retomber dans les mêmes schémas.

Une autre approche pour renforcer une relation après un conflit consiste à reconstruire la complicité. Souvent, une dispute laisse une certaine distance émotionnelle entre les deux partenaires. Les activités plaisantes peuvent aider à (re)créer une complicité. Après un conflit, j'aurais pu proposer des activités qui nous rapprochent, qu'il s'agisse d'une sortie, d'un dîner ou même d'un moment plus intime. Ces moments permettent de rappeler à l'autre que, malgré les désaccords, la relation est toujours fondée sur des sentiments d'amour et de complicité.

L'humour peut aussi être un excellent moyen de désamorcer les tensions après un conflit. J'ai réalisé, avec le recul, que parfois, il suffit d'une petite blague, d'un sourire ou d'un geste affectueux pour apaiser l'atmosphère et montrer à l'autre que tout n'est pas perdu. Cette légèreté, loin de minimiser l'importance des problèmes, permet de se rappeler que le couple est plus fort que les disputes.

Un autre point fondamental pour renforcer une relation après un conflit est de s'assurer que les deux partenaires se sentent entendus et compris. Trop souvent, les conflits laissent un sentiment d'inachevé, car l'un des deux a l'impression de ne pas avoir été écouté. Pour éviter cela, j'aurais dû m'assurer que, même après la dispute, nous prenions le temps de vraiment comprendre les attentes de l'autre. Cela signifie parfois reposer des questions comme: **"Que puis-je faire différemment pour éviter que cela ne se reproduise?"** ou **"Qu'est-ce qui t'a le plus blessé dans cette situation?"**. Ces échanges permettent de clarifier les attentes et d'éviter de retomber dans des comportements qui blessent l'autre.

L'exemple de Julie et Antoine illustre parfaitement cette approche. Après chaque dispute, ils prenaient un moment pour discuter de ce qu'ils auraient pu faire différemment. Ils cherchaient ensemble des solutions pour améliorer leur relation et éviter que les mêmes tensions ne réapparaissent. Grâce à cette démarche proactive, leur relation s'est renforcée au fil du temps, car ils avaient la volonté d'apprendre de leurs erreurs et de grandir ensemble.

Renforcer une relation après un conflit passe aussi par l'engagement à changer. Pour que la relation évolue positivement, il est souhaitable que les deux parties soient prêtes à s'adapter et à apprendre des expériences passées. Dans mon cas, j'aurais pu faire l'effort d'identifier les schémas répétitifs qui menaient aux disputes et de travailler activement à les corriger. Un engagement visible à changer est un signal fort envoyé à l'autre que l'on prend la relation au sérieux.

Renforcer une relation après un conflit demande un effort conscient et continu. Il ne s'agit pas simplement de tourner la page, mais de comprendre pourquoi la dispute a eu lieu, de guérir les blessures émotionnelles, et de s'engager à éviter de reproduire les mêmes erreurs. Si j'avais su mettre en place ces actions concrètes, j'aurais non seulement pu surmonter les conflits plus facilement, mais j'aurais aussi transformé chaque désaccord en une opportunité de renforcer notre couple. Après tout, les conflits bien gérés sont souvent ce qui rend une relation plus solide et plus résiliente.

CHAPITRE 6: LES LEÇONS APPRISES POUR L'AVENIR

6.1 Ce que cette rupture m'a appris sur l'amour

Il est souvent dit que l'on apprend davantage de nos échecs que de nos succès. C'est une vérité que j'ai pleinement expérimentée à travers cette rupture soudaine. Bien que douloureuse, elle a été une véritable leçon de vie sur l'amour, sur moi-même, et sur la manière dont une relation doit être nourrie pour durer. En prenant du recul, j'ai réalisé que l'amour, ce sentiment qui semble parfois infaillible, nécessite plus que de simples émotions. Il doit être activement cultivé à travers des actions, de la compréhension, et une communication continue.

Ce que j'ai appris, c'est que l'amour est une forme de responsabilité partagée. Bien trop souvent, nous pensons que le simple fait d'aimer quelqu'un suffit à maintenir la relation. Or, l'amour ne se suffit pas à lui-même. Il demande un engagement constant. Si l'un des deux partenaires se repose sur ses sentiments sans prendre soin de la relation, elle finit par s'étioler. Dans mon cas, je me suis rendu compte que j'avais pris pour acquis les fondations de notre relation, sans investir dans le renforcement de nos liens au quotidien. Ce que cette rupture m'a appris, c'est que l'amour est un choix que l'on fait chaque jour.

Un autre enseignement majeur de cette rupture est la notion de communication émotionnelle. J'ai souvent cru que le fait de ne pas parler des problèmes ou de minimiser les conflits était une bonne chose pour préserver la paix dans le couple. Pourtant, cela n'a fait que créer une distance entre nous. J'ai appris que l'amour ne grandit pas dans le silence, mais dans l'expression sincère et honnête de nos ressentis. Partager ses émotions, même les plus difficiles, renforce la connexion émotionnelle. Aujourd'hui, je comprends que si nous avions pris le temps de discuter de ce qui nous pesait, notre relation aurait eu une chance de se renforcer plutôt que de s'effondrer.

L'exemple de Nathalie et David illustre bien ce point. Ils avaient tendance à éviter les discussions inconfortables, pensant que cela protégeait leur relation. Cependant, au fil du temps, les non-dits ont creusé un fossé entre eux. Après avoir suivi une thérapie de couple, ils ont compris que pour aimer véritablement, ils devaient aussi apprendre à affronter ensemble les sujets difficiles. Le simple fait d'oser dire **"je ne me sens pas bien à propos de ceci"** ou **"cela me blesse"** leur a permis de renforcer leur complicité.

Ce que cette rupture m'a aussi appris, c'est l'importance de l'empathie dans l'amour. J'ai compris que l'amour véritable n'est pas centré sur soi, mais sur l'autre. L'une des raisons pour lesquelles notre relation s'est dégradée est que je n'ai pas suffisamment pris le temps de comprendre les besoins émotionnels de mon partenaire. J'étais trop focalisé sur mes propres attentes, sans me rendre compte que l'amour se manifeste avant tout par la capacité à se mettre à la place de l'autre, à reconnaître ses souffrances, et à offrir du soutien quand il en a besoin. Avec le recul, je sais que l'amour, c'est aussi faire preuve de compassion, même quand on ne comprend pas tout de suite les réactions ou les besoins de l'autre.

Ce que cette rupture m'a également révélé, c'est que l'amour doit évoluer avec le temps. Les relations ne sont pas statiques, elles changent avec les circonstances de la vie, avec les défis, et avec les étapes personnelles de chacun. Il est facile de penser que l'amour est une ligne droite, mais la réalité est bien différente. J'ai appris que pour que l'amour dure, il faut savoir s'adapter, grandir ensemble et accepter les évolutions de l'autre. Dans notre relation, je me suis parfois accroché à l'idée de ce que nous étions au début, sans accepter que nous changions. Cette rigidité a empêché notre amour d'évoluer et de s'épanouir pleinement.

Cette rupture m'a appris que l'amour véritable demande un équilibre entre donner et recevoir. Dans une relation saine, chaque partenaire doit sentir qu'il est valorisé et respecté. J'ai compris que l'amour, c'est aussi savoir reconnaître ses erreurs et faire preuve d'humilité. Cela m'a poussé à revoir ma façon d'aimer, non pas comme une simple démonstration de sentiments, mais comme un engagement à contribuer au bonheur de l'autre tout en préservant mon propre équilibre.

Cette rupture a été une leçon sur l'amour dans toute sa complexité. Elle m'a appris que l'amour n'est pas un sentiment statique, mais un engagement, un processus en constante évolution. Pour que l'amour survive aux épreuves, il faut le nourrir avec de la communication, de l'empathie, et une volonté de grandir ensemble. Si j'avais su cela plus tôt, j'aurais pu sauver notre relation. Mais aujourd'hui, je prends ces leçons avec moi pour bâtir des relations plus saines et plus épanouies à l'avenir.

6.2 Comment éviter les mêmes erreurs dans mes futures relations

Après avoir vécu une rupture soudaine, il est naturel de vouloir éviter que les mêmes erreurs ne se répètent dans les relations futures. Chaque relation est unique, mais certaines leçons tirées de nos expériences passées peuvent nous aider à mieux naviguer dans l'avenir. Si j'avais su ce que je sais maintenant, j'aurais pu prévenir beaucoup de tensions inutiles. Voici comment je compte éviter de retomber dans les mêmes schémas et comment vous pouvez faire de même dans vos relations amoureuses.

La première chose que j'ai apprise est l'importance de la communication proactive. Dans mes relations futures, je m'assurerai de toujours privilégier un dialogue ouvert, même lorsqu'il s'agit de sujets inconfortables. J'ai compris que garder pour soi des frustrations ou des peurs ne fait qu'alimenter un ressentiment silencieux qui finit par exploser. En adoptant une communication transparente et honnête, il devient possible d'éviter les incompréhensions qui peuvent se transformer en conflits. Par exemple, une simple discussion hebdomadaire pour faire le point sur nos ressentis peut éviter bien des disputes. Parler régulièrement de ses attentes et de ses préoccupations est un élément clé d'une relation épanouie.

Regardons l'exemple de Camille et Julien, qui, après plusieurs disputes répétées sur des sujets financiers, ont décidé d'adopter une approche proactive. Au lieu d'attendre que la tension monte, ils ont instauré une discussion mensuelle dédiée à leurs finances. Cela leur permet d'anticiper les éventuelles incompréhensions et de rester sur la même longueur d'onde. Ce genre de pratiques, appliquées à tous les aspects de la vie en couple, peut véritablement faire la différence.

Comprendre les schémas qui se répètent nous permet de mieux nous connaître. Lorsque j'analyse mon passé amoureux, je me rends compte qu'il y avait des comportements qui revenaient régulièrement et qui menaient aux mêmes résultats négatifs. Dans mes futures relations, je m'efforcerai d'identifier ces schémas tôt, avant qu'ils ne deviennent problématiques. Si je remarque que je suis trop centré sur mes propres besoins ou que je laisse les non-dits s'accumuler, je prendrai le temps de rectifier immédiatement ces comportements. Cela signifie être attentif à soi-même et à la manière dont on réagit dans une relation. En développant cette conscience, on peut briser les cycles destructeurs avant qu'ils ne causent des dommages.

Il est aussi essentiel de poser des bases solides dès le début d'une relation. Très souvent, nous entrons dans une nouvelle histoire avec l'enthousiasme des premiers moments, mais sans réellement prendre le temps de clarifier les attentes, les valeurs, et les objectifs de chacun. Pour éviter les erreurs du passé, j'ai compris que je dois être clair dès le départ sur ce que je recherche dans une relation et encourager mon partenaire à faire de même. Ces discussions, qui peuvent sembler sérieuses, sont en réalité des fondations qui permettent à la relation de s'épanouir de manière saine. Lorsque chacun connaît les priorités de l'autre, il devient plus facile d'éviter les malentendus.

Le cas de Marie et Alexandre illustre bien cette idée. Dès les premiers mois de leur relation, ils ont discuté de leurs projets de vie, de leurs valeurs, et de ce qu'ils attendaient d'une relation amoureuse. Cette honnêteté dès le départ leur a permis de savoir s'ils étaient alignés sur les sujets importants, évitant ainsi des frustrations à long terme.

Un autre aspect pour éviter les erreurs passées est de ne jamais cesser d'apprendre sur soi et sur l'autre. Dans mes relations futures, je m'engagerai à ne pas me reposer sur mes acquis. L'amour n'est pas une destination, mais un voyage constant. Cela signifie être ouvert à l'évolution, à l'apprentissage, et à l'adaptation. J'ai compris que chaque partenaire apporte quelque chose de nouveau, et qu'il faut être prêt à évoluer ensemble, à ajuster ses comportements et à continuer de grandir. Ce travail sur soi-même permet d'éviter de reproduire les mêmes erreurs, car l'amour véritable s'accompagne d'une volonté constante d'amélioration personnelle et relationnelle.

J'ai appris l'importance de l'empathie et de l'écoute active. Dans mes relations passées, j'ai parfois été trop focalisé sur ce que je ressentais sans vraiment m'ouvrir à ce que mon partenaire traversait. Dans mes futures relations, je m'efforcerai de pratiquer une écoute attentive et empathique. Cela signifie ne pas seulement entendre les mots de l'autre, mais aussi essayer de comprendre les émotions qui se cachent derrière. En étant plus attentif aux besoins émotionnels de mon partenaire, je peux mieux répondre à ses attentes et éviter les erreurs que j'ai commises dans le passé.

Éviter de reproduire les erreurs dans mes futures relations passe par une communication proactive, la reconnaissance des schémas répétitifs, des bases solides, une volonté de grandir ensemble, et une écoute empathique. En appliquant ces leçons, j'espère construire des relations plus harmonieuses et épanouies. Car au final, chaque relation est une opportunité de s'améliorer et de mieux aimer, à condition de ne pas répéter les erreurs du passé.

6.3 L'importance de grandir après une rupture difficile

La fin d'une relation amoureuse, surtout lorsqu'elle survient brutalement, est un moment de grande souffrance. On se retrouve souvent face à des émotions complexes: la tristesse, la colère, le regret, et parfois même un sentiment d'abandon. Pourtant, une rupture difficile, aussi douloureuse soit-elle, peut devenir une opportunité pour grandir et se redécouvrir. Il ne s'agit pas simplement de surmonter la douleur, mais de l'utiliser comme un levier pour évoluer et se renforcer émotionnellement. L'idée de **"grandir"** après une rupture est essentielle, car c'est ce processus qui nous permet de ne pas rester bloqués dans le passé, mais de construire un futur plus serein.

L'une des premières étapes pour grandir après une rupture est de prendre le temps de la rétrospection. Trop souvent, nous cherchons à combler le vide laissé par la relation en nous lançant rapidement dans autre chose. Cependant, la croissance personnelle demande de s'arrêter et de réfléchir. Quelles ont été mes erreurs dans cette relation? Quels schémas de comportement pourrais-je changer? En se posant ces questions, on commence à comprendre comment la rupture peut nous enseigner des leçons sur soi-même. Cette étape de réflexion permet de ne pas répéter les mêmes erreurs dans les futures relations. Grandir signifie également accepter une part de responsabilité dans l'échec de la relation, sans pour autant s'en accabler, mais en l'utilisant comme un moteur de changement.

Prenons l'exemple d'Aurélie, qui a vécu une rupture particulièrement difficile après six ans de relation. Pendant plusieurs mois, elle s'est enfermée dans le chagrin, ressassant sans cesse ce qu'elle considérait comme des erreurs irréparables. Ce n'est que lorsqu'elle a décidé de consulter un thérapeute qu'elle a commencé à réaliser que, bien que la relation n'ait pas fonctionné, elle pouvait tirer des leçons précieuses de cette expérience. Aurélie a appris à mieux se connaître, à identifier ses propres besoins et à les exprimer clairement dans ses relations futures. En apprenant à se responsabiliser et à grandir après cette rupture, elle a transformé une situation douloureuse en une opportunité de devenir plus forte émotionnellement.

Un autre aspect fondamental de la croissance après une rupture est la redécouverte de soi. Lorsqu'on est dans une relation, on a parfois tendance à s'oublier au profit de l'autre, à adapter ses désirs et ses besoins pour maintenir l'équilibre du couple. Une rupture est l'occasion de faire un voyage intérieur et de se redécouvrir. Cela peut passer par le redéveloppement de passions personnelles, par l'exploration de nouveaux centres d'intérêt, ou encore par l'établissement de nouvelles amitiés. Il est souvent dit que les relations amoureuses nous façonnent, mais la fin d'une relation peut être un moment pour retrouver son identité propre, sans compromis.

Le cas de Samuel est parlant. Après avoir mis fin à une relation de cinq ans, il s'est rendu compte qu'il avait peu à peu délaissé des aspects importants de sa vie personnelle pour répondre aux attentes de son partenaire. Il a décidé de reprendre la peinture, une passion qu'il avait mise de côté depuis des années. Cette reconnection avec lui-même lui a permis de réaliser à quel point il avait laissé certaines parties de son identité s'effacer au profit de la relation. En retrouvant ses passions, Samuel a non seulement grandi personnellement, mais il a aussi regagné une confiance en lui qu'il avait perdue.

Grandir après une rupture difficile, c'est aussi apprendre à faire la paix avec le passé. Beaucoup de personnes se retrouvent prisonnières de ressentiments ou de regrets, bloquées par l'idée qu'elles auraient pu agir différemment. Mais pour grandir, il faut apprendre à pardonner – non seulement à l'autre, mais aussi à soi-même. Pardonner signifie accepter que l'on a fait du mieux que l'on pouvait avec les outils émotionnels dont on disposait à l'époque. Cela permet de se libérer du poids des erreurs passées et de se concentrer sur ce que l'on peut améliorer pour l'avenir.

L'une des clés pour grandir après une rupture est de cultiver l'espoir. La fin d'une relation ne signifie pas la fin de tout. En réalité, chaque rupture ouvre la porte à de nouvelles opportunités. C'est en embrassant cette idée que l'on peut réellement avancer et grandir. Il faut se rappeler que même si une relation n'a pas fonctionné, cela ne remet pas en cause la possibilité de construire une relation plus saine et plus épanouissante à l'avenir.

Grandir après une rupture difficile demande du temps, de l'introspection, et un véritable travail sur soi. Mais c'est un processus profondément enrichissant qui permet de se reconnecter à soi-même et de préparer le terrain pour des relations futures plus équilibrées. Si la douleur est inévitable, elle peut aussi être une source de renouveau et de force intérieure, nous permettant de sortir plus forts et plus sages de cette épreuve.

6.4 Comment transformer la douleur en opportunité de croissance

La douleur d'une rupture est inévitable, mais elle ne doit pas être synonyme de stagnation. En fait, c'est souvent dans ces moments les plus difficiles que nous avons l'occasion de faire des pas importants vers la croissance personnelle. Transformer la douleur en opportunité de croissance demande d'abord un changement de perspective: au lieu de voir la rupture comme une fin, il faut la considérer comme un nouveau départ, une chance de se découvrir, d'apprendre et de se développer. C'est un processus difficile, mais profondément libérateur.

Prenons l'exemple d'Isabelle, qui, après une séparation douloureuse, a ressenti un profond vide émotionnel. Pendant des mois, elle s'est retrouvée envahie par le chagrin, incapable de comprendre comment elle pouvait sortir de ce tunnel de souffrance. C'est en prenant la décision de s'engager dans une thérapie qu'elle a commencé à voir sa douleur sous un autre angle. Elle a compris que cette rupture, bien que terriblement douloureuse, lui offrait la possibilité de travailler sur des aspects de sa vie qu'elle avait négligés pendant des années. Sa douleur est devenue le moteur de son évolution, lui permettant de redéfinir ce qu'elle attendait d'une relation et d'elle-même.

Pour transformer la douleur en croissance, il est nécessaire de l'affronter directement, plutôt que de chercher à l'éviter ou à l'engourdir. Cela peut se faire à travers plusieurs pratiques, comme l'introspection, la méditation, ou même l'écriture d'un journal. L'idée est de donner un sens à la souffrance. Pourquoi cette rupture a-t-elle été si douloureuse? Quels besoins profonds étaient-ils touchés? Ce processus permet non seulement de mieux comprendre ses propres émotions, mais aussi d'identifier des domaines où il est possible de grandir. Par exemple, si la douleur provient du sentiment d'abandon, il peut être utile d'explorer comment renforcer l'estime de soi et l'autosuffisance émotionnelle.

Un autre aspect clé de la transformation de la douleur en croissance est de voir la rupture comme une opportunité de renforcement des compétences relationnelles. Une séparation offre l'opportunité de réfléchir aux raisons qui ont mené à cette rupture. Par exemple, certains comportements dysfonctionnels comme l'incapacité à communiquer ou la tendance à éviter les conflits peuvent émerger comme des facteurs ayant contribué à la rupture. Apprendre à améliorer ces compétences permet non seulement d'éviter de répéter les mêmes schémas dans les relations futures, mais aussi d'avoir des interactions plus saines et épanouissantes.

L'exemple de Marc illustre bien cette transformation. Après la fin brutale de sa relation, il s'est retrouvé face à de nombreuses questions sur sa manière de gérer les conflits. Il a réalisé qu'il avait tendance à se refermer sur lui-même à chaque désaccord, ce qui avait contribué à creuser un fossé émotionnel entre lui et son ex-partenaire. En prenant conscience de ce schéma, Marc a entrepris de suivre des ateliers sur la communication non violente et l'écoute active. Ce qui avait commencé comme une grande douleur émotionnelle est ainsi devenu un tremplin pour améliorer ses relations futures.

Cultivez votre amour-propre et votre capacité à rebondir. Après une rupture, beaucoup de personnes perdent confiance en elles, doutent de leur capacité à aimer à nouveau ou à être aimées. Cependant, c'est précisément dans ces moments de vulnérabilité que l'on peut apprendre à se traiter avec plus de compassion et de douceur. Se redécouvrir, réévaluer ses forces et ses qualités, et apprendre à se valoriser indépendamment d'une relation sont des étapes essentielles vers la croissance. La résilience est le résultat de ce processus: la capacité à rebondir, à transformer une situation douloureuse en une force intérieure plus solide.

Transformer la douleur en croissance demande de la patience, ce processus n'est pas immédiat. Cela ne se fait pas du jour au lendemain, et les progrès peuvent parfois sembler lents. Mais chaque petit pas compte. Chaque moment de réflexion, chaque apprentissage, chaque prise de conscience contribue à bâtir une version plus forte et plus épanouie de soi-même.

La douleur d'une rupture, bien que difficile à vivre, peut devenir une source de transformation profonde. En choisissant d'affronter la souffrance et de lui donner un sens, en s'engageant à améliorer ses compétences relationnelles et à développer son amour-propre, il est possible de transformer une épreuve douloureuse en une opportunité de croissance personnelle. C'est à travers ces défis que nous devenons plus conscients de nos besoins et plus préparés à bâtir des relations plus saines et plus épanouissantes dans l'avenir.

6.5 Utiliser les leçons apprises pour construire des relations plus saines

Après une rupture imprévue, il peut être difficile d'envisager l'avenir avec optimisme. Cependant, cette épreuve offre une opportunité unique: celle d'apprendre des erreurs passées et d'utiliser ces leçons pour bâtir des relations plus équilibrées et épanouissantes à l'avenir. Une séparation peut révéler des schémas comportementaux, des dynamiques de couple dysfonctionnelles, ou encore des lacunes dans la communication, autant d'éléments à analyser et à comprendre pour ne pas les répéter.

Prenons comme illustration Julie, qui après sa rupture, a pris le temps de réfléchir à ses relations amoureuses passées. Elle a identifié un schéma récurrent: à chaque relation, elle avait tendance à se plier aux désirs de l'autre au point de perdre de vue ses propres besoins. Cette prise de conscience lui a permis de réaliser qu'une relation saine doit reposer sur un équilibre entre les deux partenaires, où chacun exprime et respecte ses besoins. Forte de cette leçon, Julie a appris à poser des limites claires et à mieux s'affirmer dans ses relations futures, évitant ainsi de retomber dans les mêmes schémas.

Développer des relations plus solides passe par une amélioration de la communication, de l'écoute et de la maîtrise de ses émotions. Par exemple, une leçon clé souvent apprise après une rupture est l'importance de la transparence émotionnelle. Trop souvent, des non-dits ou des frustrations enfouies finissent par éroder la relation. Le fait de cultiver un environnement de confiance, où chacun se sent libre de partager ses sentiments sans crainte de jugement, est fondamental. Cela implique de parler de ses attentes, de ses désirs et de ses préoccupations, tout en étant à l'écoute de l'autre.

L'histoire de Marc et Sophie illustre bien cela. Après plusieurs disputes non résolues, leur relation a implosé. Marc a pris conscience que son incapacité à exprimer ses frustrations avait contribué à la détérioration de leur couple. Lors de sa prochaine relation, il a décidé de travailler sur sa communication, en s'assurant de ne plus garder pour lui ce qui le dérangeait. Cette nouvelle approche lui a permis de bâtir une relation plus authentique et ouverte, où les problèmes pouvaient être abordés avant de devenir insurmontables.

Des attentes trop élevées ou non alignées peuvent saboter une relation. En prenant du recul, il est possible de réévaluer ces attentes et de construire un amour plus réaliste et durable.

Les leçons tirées d'une rupture doivent également inclure l'acceptation de la responsabilité personnelle. Cela ne signifie pas se blâmer pour tout ce qui n'a pas fonctionné, mais plutôt reconnaître les domaines où des améliorations étaient possibles. Cela permet d'aborder la prochaine relation avec un esprit plus ouvert et prêt à apprendre. L'auto-réflexion est cruciale pour comprendre quelles erreurs ont pu être commises, qu'elles soient liées à la communication, à la gestion des conflits, ou encore aux attentes irréalistes.

Travailler sur soi après une relation permet d'aborder la suivante avec un regard neuf. Utiliser ce temps pour se concentrer sur son développement personnel, renforcer son estime de soi et se reconnecter avec ses valeurs peut faire une grande différence. Une personne qui s'aime et se respecte est mieux équipée pour créer une relation épanouissante et équilibrée. Elle ne cherchera pas à combler un vide émotionnel à travers l'autre, mais plutôt à partager une connexion basée sur la compréhension mutuelle et l'enrichissement personnel.

Les leçons tirées d'une rupture ne doivent pas être vues comme des regrets ou des échecs, mais comme des outils précieux pour construire des relations plus solides et plus saines à l'avenir. En apprenant à mieux se connaître, à communiquer plus efficacement, et à ajuster ses attentes de manière réaliste, chaque personne peut entrer dans une nouvelle relation avec un esprit plus conscient et préparé. Les ruptures ne sont pas des fins, mais des opportunités déguisées de grandir et de s'épanouir sur le plan personnel et relationnel.

R. RESSOURCES SUPPLÉMENTAIRES

R.1 Livres et lectures sur la gestion des ruptures

Lorsque nous traversons une rupture, il peut être difficile de trouver les mots pour comprendre ce que l'on ressent et, surtout, pour savoir comment avancer. C'est là qu'interviennent les ouvrages spécialisés qui apportent des perspectives nouvelles, des conseils éclairés, et des témoignages d'autres personnes ayant vécu des situations similaires. Se plonger dans la lecture de ces livres peut offrir des clés pour surmonter la douleur, éviter les erreurs que d'autres ont commises et trouver des moyens concrets de guérir et de grandir après une séparation.

Voici une sélection de lectures utiles pour quiconque traverse cette période de transition:

1. **"Les chemins de l'amour blessé"** ** par Christophe Fauré est un incontournable pour comprendre la rupture amoureuse du point de vue émotionnel et psychologique. Psychologue et expert en relations amoureuses, Fauré décompose les étapes du deuil amoureux et donne des conseils pratiques pour traverser cette période difficile. Il insiste sur l'importance de prendre le temps de guérir et de se reconstruire, et non de précipiter un retour à la **"normale"**. Cet ouvrage est particulièrement recommandé à ceux qui cherchent à comprendre pourquoi ils souffrent autant et à se préparer à aimer de nouveau.

2. **"La rupture amoureuse: comment se reconstruire?"** ** de Stéphane Clerget est un guide pratique qui aide à se relever après une séparation. Ce livre aborde aussi bien l'aspect émotionnel que les démarches concrètes pour se reconstruire. Clerget explique comment analyser les raisons de la rupture, apprendre de ses erreurs, et comment

aborder l'avenir avec plus de confiance. Ce livre est très utile pour ceux qui cherchent à tirer des leçons de leur expérience passée pour éviter de reproduire les mêmes schémas dans de futures relations.

3. **"Tout se joue avant 30 ans"** de Nora Hamzawi est un livre qui aborde les différentes étapes de la vie sentimentale avec humour et réalisme. Hamzawi, avec son style franc et drôle, décortique la pression sociale autour des relations amoureuses et des ruptures. Ce livre est idéal pour ceux qui ont besoin d'un peu de légèreté tout en réfléchissant à leurs relations amoureuses passées et futures.

4. **"Vivre après une rupture"** de Catherine Bensaid est un ouvrage axé sur la dimension spirituelle et émotionnelle de la guérison après une séparation. Elle aborde la rupture comme une opportunité de transformation personnelle. Le livre vous invite à vous recentrer sur vous-même, à cultiver l'amour de soi, et à voir la rupture non pas comme un échec, mais comme un passage vers quelque chose de plus profond.

5. **"Je suis né un jour bleu"** de Daniel Tammet n'est pas un livre sur les ruptures, mais sur la façon de voir le monde et d'apprendre de ses différences. Cet ouvrage est une lecture inspirante pour ceux qui veulent aborder la rupture sous un autre angle. Il rappelle que chaque individu a une perception unique de la réalité, et que dans la douleur, il est possible de trouver des chemins de réflexion qui nous amènent à évoluer.

Ces ouvrages offrent une variété de perspectives et d'approches. Certains sont plus axés sur la psychologie, d'autres sur des aspects plus spirituels ou émotionnels. Ce qui est certain, c'est que ces lectures apportent une nouvelle compréhension des relations amoureuses et aident à mettre des mots sur ce que l'on vit. Elles permettent également de se projeter dans l'avenir avec des bases plus solides, en tirant les enseignements nécessaires pour ne pas reproduire les mêmes erreurs.

L'un des conseils les plus récurrents dans ces ouvrages est de prendre le temps pour soi. Trop souvent, après une rupture, l'envie de « **réparer** » ce qui a été brisé nous pousse à agir de façon impulsive. Ces livres encouragent plutôt à ralentir, à faire un travail d'introspection, et à s'assurer que l'on est prêt à se lancer dans une nouvelle relation, ou même simplement à affronter l'avenir avec sérénité.

Lire et se documenter sur la gestion des ruptures peut être d'une aide précieuse. Les livres apportent un éclairage extérieur et permettent de se sentir moins seul dans ce chemin de guérison. Ils sont une source de réconfort et d'apprentissage pour construire des relations plus équilibrées et plus durables.

R.2 Groupes de soutien pour personnes ayant vécu des ruptures soudaines

Une rupture peut engendrer un profond sentiment de solitude et de confusion. Lorsqu'une relation prend fin de manière inattendue, il peut être déstabilisant de ne plus savoir à qui se confier. C'est là que les groupes de soutien jouent un rôle essentiel. Ils offrent un espace sécurisé pour partager ses émotions, se sentir entendu, et surtout, pour réaliser que l'on n'est pas seul dans cette épreuve.

Les groupes de soutien pour personnes ayant vécu des ruptures soudaines réunissent des individus qui traversent des expériences similaires. Que ce soit en ligne ou en personne, ces communautés permettent de tisser des liens avec des gens qui comprennent réellement ce que vous vivez. L'avantage de ces groupes est qu'ils offrent un cadre non jugeant où les participants peuvent s'exprimer librement sur leur douleur, leur confusion, et parfois, leur colère. Les membres y partagent des conseils, des témoignages et des stratégies pour faire face à la rupture et amorcer leur guérison.

Types de groupes de soutien

Il existe plusieurs types de groupes de soutien, chacun adapté à différents besoins et préférences. Certains sont animés par des professionnels comme des thérapeutes ou des psychologues spécialisés en relations amoureuses, tandis que d'autres sont gérés par des pairs qui ont eux-mêmes vécu des ruptures douloureuses et souhaitent offrir leur soutien.

- **Groupes en présentiel**: Ces groupes se rencontrent physiquement, souvent dans des centres communautaires, des cabinets de thérapeutes ou même des cafés. Ils offrent une interaction en face-à-face, ce qui peut être réconfortant pour ceux qui ont besoin de ressentir un lien humain direct. L'échange d'expériences dans un cadre de proximité peut avoir un impact profond sur le processus de guérison.

- **Groupes en ligne**: Avec l'avènement d'Internet, il est devenu facile de rejoindre des communautés en ligne dédiées aux ruptures soudaines. Ces groupes sont particulièrement adaptés pour ceux qui n'ont pas accès à des groupes physiques près de chez eux, ou qui préfèrent l'anonymat que permet l'environnement en ligne. Ils sont souvent actifs 24h/24, ce qui signifie que vous pouvez trouver du soutien à tout moment, en postant vos pensées, en lisant les témoignages d'autres membres ou en participant à des discussions.

- **Groupes sur les réseaux sociaux**: Facebook, par exemple, regorge de groupes privés et publics où des personnes partagent leurs histoires de ruptures soudaines et offrent des conseils. Ces communautés sont faciles à rejoindre et permettent de se connecter rapidement avec des gens du monde entier.

Les avantages des groupes de soutien

1. **Briser l'isolement**: L'isolement peut exacerber la douleur d'une séparation. Les groupes de soutien aident à sortir de cet isolement en offrant un espace où vous pouvez interagir avec des personnes qui comprennent ce que vous traversez.

2. **Partage d'expériences**: Écouter les histoires d'autres personnes qui ont surmonté des situations similaires peut donner espoir et inspiration. Chaque rupture est unique, mais entendre comment les autres ont géré leurs émotions, ont retrouvé leur équilibre et sont passés à autre chose peut offrir des pistes concrètes pour se reconstruire.

3. **Soutien émotionnel continu**: Les émotions liées à une rupture peuvent fluctuer et compliquer la guérison. Un groupe de soutien offre

une présence constante, permettant de se confier même lorsque l'entourage proche n'est pas disponible ou ne comprend pas totalement la situation.

Comment choisir un groupe de soutien?

Choisir le bon groupe de soutien dépend de vos besoins personnels. Voici quelques conseils pour trouver un groupe adapté:

- **Recherche de recommandation**: Parlez-en à votre thérapeute ou à des amis de confiance. Ils peuvent vous recommander des groupes qu'ils connaissent ou qu'ils ont déjà fréquentés.

- **Tester plusieurs options**: Ne vous engagez pas dans un seul groupe dès le départ. Essayez-en plusieurs, qu'ils soient en ligne ou en présentiel, afin de voir lequel vous convient le mieux. Certains groupes peuvent avoir une dynamique plus ou moins ouverte, ou des méthodes qui vous parlent plus que d'autres.

- **Assurez-vous de la confidentialité**: Assurez-vous que le groupe respecte un cadre strict de confidentialité. Cela vous permettra de parler librement de vos sentiments sans crainte que vos confidences ne sortent du cercle.

Un groupe de soutien peut faciliter le processus de guérison. Ces groupes permettent de trouver du réconfort, des conseils pratiques, et surtout de sentir que vous n'êtes pas seul dans votre souffrance. Ils jouent un rôle clé dans la guérison et la reconstruction personnelle, en vous aidant à passer de la douleur à une nouvelle phase de vie.

R.3 Conseils de thérapeutes pour surmonter un choc émotionnel

Une rupture soudaine peut provoquer un véritable choc émotionnel. Le cœur brisé, l'esprit confus, et la sensation d'avoir perdu pied sont des réactions courantes face à ce bouleversement. Cependant, il est possible de surmonter cette épreuve avec l'aide de thérapeutes spécialisés. Les conseils des professionnels du bien-être émotionnel peuvent vous guider pas à pas vers une guérison plus sereine.

Comprendre le choc émotionnel

Le choc émotionnel après une rupture est souvent comparé à un traumatisme. Il s'agit d'une réaction intense face à un événement inattendu et bouleversant. La rupture crée un sentiment de vide et d'incertitude qui peut affecter profondément l'estime de soi. Pour de nombreuses personnes, ce choc est renforcé par l'absence de réponses ou d'explications claires sur ce qui a conduit à la fin de la relation. Face à cette détresse, un thérapeute peut jouer un rôle clé en aidant à dénouer ces émotions complexes.

Les étapes pour surmonter le choc émotionnel

1. Accueillir ses émotions sans jugement
Un des premiers conseils que les thérapeutes donnent est de ne pas refouler ses émotions. La colère, la tristesse et le désespoir sont des réactions courantes face à une perte affective. Ces émotions ne doivent pas être jugées comme négatives, mais plutôt vues comme une part du processus de guérison. Un thérapeute vous encouragera à exprimer vos sentiments sans vous blâmer ni vous culpabiliser.

2. Prendre du recul pour mieux comprendre
Dans les jours suivant une rupture, le flot d'émotions peut brouiller votre capacité à réfléchir calmement. Prendre un peu de recul est souvent conseillé par les experts en relations. Ce moment de pause permet de mettre de la distance entre vous et la situation pour éviter des réactions impulsives, telles que des appels répétés ou des messages désespérés à votre ex. En thérapie, on apprend à gérer ces impulsions et à trouver des alternatives saines pour canaliser son énergie.

3. Réapprendre à vivre pour soi
Une rupture est l'occasion de se consacrer à son bien-être personnel. Un thérapeute vous aidera à reconstruire votre estime de soi, parfois érodée par la relation ou la rupture. L'idée est de réapprendre à s'occuper de soi, de reprendre des activités personnelles laissées de côté et de renforcer la relation que vous avez avec vous-même. Cette phase de redécouverte personnelle est cruciale pour se libérer de l'idée que votre bonheur dépendait uniquement de votre relation amoureuse.

Techniques thérapeutiques pour surmonter le choc

1. La thérapie cognitive et comportementale (TCC)
La TCC est souvent utilisée pour aider les personnes à surmonter les pensées négatives et les schémas de comportement nocifs. Un thérapeute spécialisé vous encouragera à identifier les croyances erronées que vous pourriez avoir après la rupture (par exemple, « **Je ne trouverai jamais quelqu'un d'autre** » ou « **Je ne suis pas assez bien** »). En modifiant ces pensées irrationnelles, vous pourrez adopter une vision plus équilibrée de vous-même et de vos futures relations.

2. La gestion des émotions
Un bon thérapeute vous apprendra des techniques pour gérer vos émotions, telles que la pleine conscience ou des exercices de respiration. Ces outils vous permettent de rester ancré dans le moment présent, de calmer les crises d'angoisse et d'appréhender la rupture avec plus de clarté. Plutôt que de se laisser submerger par la douleur, vous apprendrez à la reconnaître, à l'accepter et à la libérer de manière constructive.

3. Le soutien communautaire
Un autre conseil souvent partagé par les thérapeutes est de ne pas s'isoler. Maintenir des liens sociaux est un soutien précieux dans les moments difficiles. Un thérapeute peut également orienter vers des ressources communautaires ou en ligne, pour que vous puissiez parler à d'autres personnes traversant des expériences similaires.

Quand consulter un thérapeute?

Bien que chacun traverse une rupture à son propre rythme, il peut être nécessaire de consulter un thérapeute si vous ressentez que le choc émotionnel vous paralyse dans votre vie quotidienne. Si les symptômes tels que l'insomnie, l'anxiété intense, ou les pensées obsessionnelles ne s'atténuent pas au bout de plusieurs semaines, il est recommandé de chercher de l'aide professionnelle. Un thérapeute peut vous fournir des outils pour surmonter ces difficultés et retrouver une vie équilibrée.

Surmonter une rupture soudaine est un processus qui peut prendre du temps. Les thérapeutes offrent non seulement un soutien émotionnel, mais aussi des méthodes concrètes pour traverser cette tempête. En accueillant vos émotions, en prenant du recul, et en réapprenant à vous aimer vous-même, vous pourrez petit à petit tourner la page et vous ouvrir à de nouvelles possibilités.

R.4 Outils pour apprendre à mieux communiquer dans un couple

La communication est l'un des piliers les plus cruciaux pour la réussite d'une relation amoureuse. Pourtant, c'est souvent sur ce terrain que les couples trébuchent, surtout en période de tension ou de rupture. Apprendre à mieux communiquer peut non seulement renforcer un couple, mais aussi prévenir les conflits avant qu'ils ne deviennent destructeurs. Dans cette section, vous trouverez plusieurs outils pratiques pour améliorer votre communication, afin de bâtir une relation plus harmonieuse et durable.

1. L'écoute active: l'art de réellement entendre l'autre

L'écoute active est un concept qui va au-delà du simple fait d'entendre ce que dit l'autre. Il s'agit de se concentrer pleinement sur son partenaire sans interruption, sans jugement et sans être distrait par ses propres pensées. Dans une conversation, trop souvent, les personnes sont plus préoccupées par leur réponse que par ce que leur partenaire tente de dire. L'écoute active implique de reformuler ce que vous avez compris pour vérifier si c'est bien le message que l'autre personne souhaite faire passer. Par exemple, après avoir écouté, vous pouvez dire: « **Si je comprends bien, tu te sens**… ». Cela montre à votre partenaire que vous êtes engagé et désireux de comprendre ses sentiments, ce qui peut désamorcer bien des conflits.

2. La technique du "je" pour éviter les accusations

Lorsque les émotions sont fortes, il est facile de glisser dans un discours accusateur en utilisant des phrases qui commencent par "tu": "Tu ne m'écoutes jamais" ou "Tu ne me respectes pas". Ces phrases placent l'autre sur la défensive, et la communication devient difficile.

Les experts recommandent d'utiliser plutôt des phrases qui commencent par "je" pour exprimer vos ressentis sans accuser l'autre. Par exemple: "Je me sens ignoré(e) quand tu ne réponds pas à mes messages". Cela permet d'exprimer ce que vous ressentez sans blâmer directement votre partenaire, ouvrant ainsi la voie à une discussion plus productive.

3. Le temps de pause: éviter les discussions à chaud

Lorsque la tension monte, la meilleure solution est de prendre une pause. Les disputes qui éclatent sous le coup de l'émotion mènent rarement à une solution constructive. En prenant un moment pour se calmer, vous évitez que la colère prenne le dessus et vous permettez à chacun de revenir à la discussion avec une perspective plus apaisée. Un outil simple est d'établir une sorte de "règle" de temps mort: lorsque l'un des partenaires sent que la discussion risque de dégénérer, il peut proposer une pause pour se retrouver dans un état d'esprit plus serein avant de continuer. Cela aide à prévenir les paroles blessantes ou impulsives.

4. Le calendrier des conversations: structurer les moments de dialogue

Un autre outil efficace est de planifier des moments spécifiques pour discuter des sujets importants. Beaucoup de couples ne prennent pas le temps de parler de leurs attentes, frustrations ou préoccupations tant que cela ne devient un problème majeur. En programmant régulièrement des moments de discussion, par exemple une fois par semaine, vous créez un espace où vous pouvez aborder les sujets sensibles de manière proactive, sans attendre qu'ils explosent en conflit. Cela favorise une communication régulière et prévient l'accumulation de non-dits.

5. Les exercices de communication non verbale

La communication ne se résume pas aux mots. Les gestes, le ton de la voix, les expressions faciales jouent un rôle fondamental dans la manière dont les messages sont reçus. Un simple regard ou un geste doux peut en dire bien plus qu'un long discours. Pour mieux comprendre et maîtriser la communication non verbale dans votre couple, il existe des exercices spécifiques, tels que l'observation mutuelle silencieuse ou l'utilisation de cartes d'émotions. Ces exercices encouragent les partenaires à être attentifs aux signaux non verbaux et à mieux comprendre ce que l'autre ressent, même sans paroles.

6. L'usage de la gratitude dans les discussions

Exprimer de la gratitude au sein d'une conversation, même lors de moments difficiles, peut transformer l'échange. Reconnaître ce que l'autre fait de bien, même au milieu d'un conflit, permet de rappeler que vous valorisez toujours la relation et que les problèmes que vous soulevez visent à l'améliorer, et non à l'attaquer. Par exemple: « **Je tiens à dire que j'apprécie vraiment tout ce que tu fais pour notre relation, et c'est pour ça que je voudrais qu'on parle de ce qui me préoccupe.** » Cela rend l'autre plus réceptif et adoucit l'atmosphère.

Améliorer la communication dans un couple ne se fait pas du jour au lendemain, mais avec les bons outils, chacun peut apprendre à mieux se comprendre et à désamorcer les conflits avant qu'ils ne deviennent ingérables. L'écoute active, l'utilisation du « **je** », le recours à des pauses, et la valorisation de la gratitude sont quelques unes des pratiques que vous pouvez intégrer dans votre quotidien pour favoriser un dialogue plus ouvert et respectueux. Ces outils, bien que simples, ont le pouvoir de transformer profondément la dynamique de votre relation.

R.5 Applications et ressources en ligne pour reconstruire après une rupture

Aujourd'hui, la technologie offre de nombreuses solutions pour ceux qui traversent une rupture amoureuse. Que ce soit pour gérer les émotions, trouver du soutien ou même apprendre à mieux comprendre soi-même et ses besoins, les applications et ressources en ligne peuvent être de précieux alliés dans ce processus de guérison. Voici une sélection d'outils numériques qui pourront vous accompagner dans la reconstruction de votre vie après une rupture, en vous offrant des conseils, du soutien et des stratégies pratiques.

1. Applications de méditation et de pleine conscience

La méditation est un excellent moyen de gérer le stress émotionnel et de calmer l'esprit après une rupture. Des applications comme **Headspace** ou **Calm** vous guident à travers des sessions de méditation conçues pour aider à la guérison émotionnelle. Ces outils peuvent vous aider à réduire l'anxiété, à faire face à des pensées obsessionnelles et à mieux gérer la tristesse liée à la séparation. Certaines applications proposent même des programmes spécifiques pour les personnes en période de deuil amoureux, vous aidant à accepter et à laisser partir les émotions douloureuses.

2. Outils de journaling numérique

Tenir un journal est une méthode éprouvée pour mettre de l'ordre dans ses pensées et exprimer ses émotions. Si vous préférez le faire numériquement, des applications comme **Day One** ou **Jour** vous permettent d'écrire quotidiennement ce que vous ressentez, de suivre vos progrès et d'analyser vos émotions. Cela peut être un excellent moyen de noter les petits pas vers la guérison et de garder une trace de votre cheminement personnel. Ces outils intègrent parfois des fonctionnalités comme des rappels quotidiens pour vous inciter à prendre quelques minutes chaque jour pour réfléchir à vos progrès émotionnels.

3. Applications de soutien émotionnel

Les applications de soutien émotionnel, telles que **7 Cups** ou **BetterHelp**, mettent en relation des utilisateurs avec des conseillers, des thérapeutes ou simplement des groupes de soutien qui peuvent offrir un espace sécurisé pour parler de ce que vous traversez. **7 Cups**, par exemple, propose des discussions anonymes avec des "écouteurs" formés pour aider à surmonter la douleur de la rupture. Cela permet de parler à quelqu'un sans avoir peur du jugement, et parfois, d'être entendu par une personne extérieure aide énormément à avancer.

4. Ressources pour mieux comprendre les relations

Si vous souhaitez comprendre pourquoi votre relation s'est terminée et comment éviter de répéter les mêmes schémas à l'avenir, des plateformes comme **The Gottman Institute** ou **Relate** proposent une multitude de ressources et d'articles sur les relations amoureuses. **The Gottman Institute**, par exemple, se base sur des décennies de recherche en psychologie des relations et propose des articles, des podcasts et des livres pour aider à mieux comprendre les dynamiques amoureuses. C'est un outil précieux pour analyser les erreurs passées et comprendre comment bâtir une relation plus saine à l'avenir.

5. Applications de suivi émotionnel

Il peut être difficile de suivre son propre processus de guérison lorsqu'on est pris dans le tourbillon émotionnel d'une rupture. Des applications comme **Moodpath** ou **Youper** vous aident à suivre votre état émotionnel jour après jour, à travers des questions quotidiennes sur votre humeur et votre bien-être mental. Ces outils vous fournissent ensuite des rapports personnalisés sur vos émotions et peuvent vous orienter vers des stratégies ou des contenus adaptés pour mieux gérer votre état émotionnel. Ils vous permettent également d'identifier les déclencheurs de vos sautes d'humeur, afin que vous puissiez travailler sur des solutions concrètes pour vous sentir mieux.

6. Podcasts et chaînes YouTube pour surmonter une rupture

Outre les applications, les podcasts et les vidéos en ligne peuvent être d'excellentes ressources pour surmonter une rupture. Par exemple, **"Dear Sugars"**, un podcast animé par Cheryl Strayed, propose de nombreux épisodes sur le thème de l'amour, de la perte et de la reconstruction après une séparation. Des chaînes YouTube comme **"The School of Life"** ou **"Psychology in Seattle"** abordent des sujets liés aux relations de couple et à la gestion des émotions. Écouter les soupériences des autres et recevoir des conseils d'experts dans le domaine des relations peut vous donner une perspective différente et, parfois, vous apporter la dose de réconfort dont vous avez besoin.

7. Applications de développement personnel

La fin d'une relation peut être le moment idéal pour investir en soi et travailler sur son développement personnel. Des applications comme **Fabulous** ou **Shine** vous aident à fixer des objectifs de croissance personnelle, que ce soit en termes de bien-être, de carrière ou de relations interpersonnelles. Ces outils proposent des routines quotidiennes pour vous motiver à adopter de nouvelles habitudes positives, qu'il s'agisse de faire de l'exercice, de pratiquer la gratitude ou d'améliorer votre confiance en vous. En vous concentrant sur vous-même et en prenant soin de votre bien-être mental et physique, vous renforcez votre résilience émotionnelle et préparez le terrain pour des relations futures plus épanouissantes.

Se reconstruire après une rupture n'est jamais facile, mais les outils et les ressources en ligne offrent des solutions concrètes pour vous aider à avancer. Que ce soit à travers la méditation, le journaling ou le soutien d'un professionnel, ces applications vous guident dans votre processus de guérison, tout en vous aidant à mieux comprendre vos émotions et à vous reconstruire. En adoptant ces outils, vous pouvez non seulement surmonter la douleur de la rupture, mais aussi en sortir plus fort, prêt à aborder vos relations futures avec une nouvelle perspective.

CONCLUSION

C. CONCLUSION

C.1 Accepter ce qui s'est passé et avancer

Accepter la fin d'une relation amoureuse est souvent l'étape la plus difficile. C'est un moment où l'on se retrouve face à une montagne de regrets, d'émotions douloureuses et de questions restées sans réponse. L'acceptation est le premier pas vers un nouveau départ. Cela ne signifie pas que la douleur disparaît immédiatement, ni que tout fait sens du jour au lendemain. Il s'agit plutôt de reconnaître la réalité, de comprendre qu'il n'est plus possible de changer le passé, et de se libérer du poids des **"et si"**.

Tout au long de ce livre, nous avons exploré les différentes façons dont j'aurais pu agir pour prévenir la rupture et sauver la relation. J'ai partagé les erreurs que j'ai commises, les signes avant-coureurs que j'ai ignorés et les moments clés où j'aurais dû réagir différemment. Chacune de ces étapes nous a permis de mieux comprendre ce qui peut mener à une rupture imprévisible et comment des choix plus conscients auraient pu tout changer.

Mais à présent, il est temps de laisser ce passé derrière nous. En tant que lecteur, vous êtes peut-être vous aussi confronté à des sentiments de regret ou de culpabilité. Vous vous demandez peut-être si vous auriez pu faire autrement. La réponse est que, comme moi, vous avez probablement fait de votre mieux avec ce que vous saviez et ressentiez à ce moment-là. La clé pour avancer est de cesser de vous juger sévèrement. Accepter ce qui s'est passé, c'est se dire que tout le monde fait des erreurs et que ces expériences, aussi douloureuses soient-elles, peuvent être des enseignements précieux pour l'avenir.

Se reconstruire après une rupture demande du temps, de la patience et beaucoup d'amour envers soi-même. Cela implique de reconnaître que cette relation, même si elle n'a pas eu l'issue espérée, a été un chapitre important de votre vie. Elle vous a appris des choses sur vous-même, sur vos besoins émotionnels, sur vos limites, et sur la manière dont vous pouvez vous engager plus sainement dans une relation future.

La rupture ne doit pas être perçue comme un échec personnel. Au contraire, elle peut être une opportunité de grandir, de mieux comprendre ce que vous attendez de l'amour et de renforcer votre capacité à aimer plus authentiquement. Une fois que vous avez accepté ce qui s'est passé, vous pouvez vous concentrer sur ce que vous voulez créer à l'avenir. Vous avez le pouvoir de redéfinir vos relations amoureuses et de bâtir des fondations plus solides, basées sur la communication, la confiance et la compréhension mutuelle.

Cela ne signifie pas que le chemin est simple ou linéaire. Accepter et avancer ne se fait pas en un jour, mais en petits pas réguliers. Certains jours, vous vous sentirez peut-être bloqué, submergé par la tristesse ou la colère. D'autres jours, vous réaliserez que vous commencez à voir la lumière au bout du tunnel. Chaque émotion fait partie du processus de guérison. Accordez-vous le droit de les ressentir pleinement, sans jugement.

À mesure que vous avancez sur ce chemin de guérison, rappelez-vous que vous n'êtes pas seul. Des milliers de personnes traversent des ruptures soudaines chaque jour, et beaucoup en ressortent plus fortes, plus résilientes et plus sages. Vous aussi, vous pouvez utiliser cette expérience comme un tremplin pour devenir la meilleure version de vous-même.

Accepter ce qui s'est passé est la première étape vers la reconstruction et le renouveau. En laissant derrière vous les regrets et en choisissant d'avancer, vous vous offrez l'opportunité de bâtir des relations futures plus épanouissantes. Cette rupture ne définit pas qui vous êtes. Ce qui compte, c'est ce que vous faites avec cette expérience et comment vous choisissez de vous reconstruire à partir de là.

N'oubliez jamais que l'amour de soi est la base de toute relation. En prenant soin de vous et en vous accordant la bienveillance que vous méritez, vous ouvrez la porte à des relations plus équilibrées, plus sincères et plus durables.

C.2 Mes conseils pour ne pas reproduire les mêmes erreurs

Une rupture amène souvent à une introspection profonde, où l'on repense aux choix et aux erreurs qui ont pu conduire à cette situation. Ce processus de rétrospection, bien qu'il soit parfois douloureux, est essentiel pour éviter de répéter les mêmes schémas dans de futures relations. Tout au long de ce livre, nous avons exploré les diverses façons dont j'aurais pu agir différemment pour éviter la rupture, et vous avez probablement reconnu des situations similaires dans vos propres expériences.

Mais maintenant, il s'agit de tirer des leçons claires et concrètes de cette expérience. Voici mes conseils pour ne pas reproduire les mêmes erreurs et pour construire des relations plus saines à l'avenir.

La communication est un élément central. Ce que cette rupture m'a appris, c'est que les non-dits et les incompréhensions peuvent rapidement devenir des murs infranchissables dans une relation. Si vous ressentez le besoin d'exprimer vos doutes ou vos frustrations, n'hésitez pas à en parler, même si cela peut sembler difficile. Attendre que les problèmes se résolvent d'eux-mêmes ou espérer que l'autre personne devine vos pensées ne fait qu'empirer la situation. Une communication honnête, régulière et respectueuse est la clé pour éviter que de petits problèmes ne se transforment en crises.

Accorder de l'attention aux besoins émotionnels de votre partenaire est une preuve d'amour et de respect. L'un des aspects que j'ai négligés dans ma relation est la compréhension et la prise en compte de ces besoins. Chaque individu a ses propres attentes en matière d'amour, d'affection et de soutien. Assurez-vous de comprendre ce qui est important pour votre partenaire, tout comme vous méritez que vos besoins soient reconnus. Une relation équilibrée repose sur cet échange mutuel de soutien et d'attention.

Investir dans sa propre croissance est un choix qui porte ses fruits à long terme. La tentation de blâmer l'autre pour les difficultés rencontrées est forte, mais se concentrer uniquement sur ce que l'autre n'a pas fait ou n'a pas compris n'apporte pas de solutions durables. Ce que j'aurais dû faire dès le départ, c'est de prendre du recul et de me poser des questions sur ma propre attitude et mes comportements. Il est possible que j'aie contribué aux tensions, même involontairement. Travailler sur soi-même, sur sa gestion des émotions, sur sa manière de répondre aux conflits ou encore sur la façon dont on exprime ses sentiments peut grandement améliorer la dynamique d'une relation.

Un autre aspect fondamental est de ne pas laisser les frustrations s'accumuler. Dans ma relation, j'ai trop souvent laissé les petits désaccords passer, pensant qu'ils finiraient par se dissiper. Mais ces petits conflits ont fini par s'accumuler, créant une pression qui a éclaté de manière inattendue. Aborder les problèmes avec sérénité et méthode facilite leur résolution.

Il faut apprendre à pardonner, à l'autre, mais aussi à soi-même. Personne n'est parfait, et chaque relation est faite d'erreurs et de maladresses. L'essentiel est d'apprendre à pardonner ces erreurs et à avancer ensemble, tout en tirant des leçons de ce qui n'a pas fonctionné. Pardonner ne signifie pas oublier ou minimiser les problèmes, mais plutôt accepter que personne ne réussit tout du premier coup et que chaque relation est un apprentissage constant.

Pour ne pas reproduire les mêmes erreurs dans vos futures relations, je vous encourage à être attentif à la communication, à la prise en compte des besoins émotionnels, et à toujours travailler sur vous-même. N'attendez pas que les problèmes s'enveniment et n'accumulez pas les frustrations. Le pardon et la compassion, envers vous-même et envers l'autre, seront vos alliés pour construire des relations plus saines et durables.

Apprendre de ses erreurs est la meilleure façon de grandir et d'évoluer. La rupture ne doit pas être une fin en soi, mais plutôt une occasion de mieux se comprendre et d'améliorer les fondations de vos futures relations. Comme je l'ai appris de mon expérience, chaque échec relationnel peut se transformer en une nouvelle chance, à condition de vouloir véritablement changer et d'appliquer les leçons apprises.

C.3 Surmonter le chagrin d'une rupture

Le tourbillon émotionnel d'une séparation peut être déstabilisant. Vous vous retrouvez face à une multitude de questions sans réponses, des regrets qui vous hantent et une douleur qui semble ne jamais s'atténuer. Cependant, il est possible de trouver la paix intérieure après un tel bouleversement. Tout au long de ce livre, nous avons exploré les erreurs qui peuvent mener à une rupture et les moyens d'éviter de tomber dans les mêmes pièges à l'avenir. Maintenant, il est temps de se tourner vers l'intérieur, de chercher cette sérénité et ce sentiment de clôture nécessaires pour avancer.

L'une des premières étapes pour retrouver la paix intérieure est d'accepter ce qui s'est passé. Il peut être tentant de ressasser sans cesse les événements, de s'accrocher à l'idée que tout aurait pu être différent. Cependant, le passé ne peut être changé. Accepter cela ne signifie pas nier la douleur, mais reconnaître que ce qui est fait est fait. Cette acceptation ouvre la voie à la guérison. En cessant de lutter contre les faits, vous vous offrez l'opportunité de vous concentrer sur le présent et sur ce que vous pouvez faire pour vous reconstruire.

La réflexion et la rétrospection, bien que souvent douloureuses, sont des outils puissants pour comprendre la situation et apprendre. En regardant en arrière avec compassion, vous pouvez identifier vos erreurs et les leçons que vous pouvez tirer de cette expérience. Mais il est tout aussi essentiel de ne pas se laisser engloutir par la culpabilité. Reconnaissez vos faiblesses sans pour autant vous accabler. Vous avez fait de votre mieux avec les ressources émotionnelles et les connaissances dont vous disposiez à l'époque.

Une autre clé pour retrouver la paix intérieure est de pardonner, à la fois à vous-même et à votre ex-partenaire. Il est naturel de ressentir de la colère ou de la frustration après une rupture. Ces émotions peuvent d'ailleurs persister bien plus longtemps que la relation elle-même.

Cependant, s'accrocher à ces sentiments ne fait que retarder votre guérison. Pardonner ne signifie pas excuser des comportements blessants, mais plutôt vous libérer de l'emprise émotionnelle qu'ils peuvent encore avoir sur vous. Le pardon est un acte de libération pour vous-même.

Il est fondamental de prendre soin de vous. Trop souvent, après une rupture, nous nous plongeons dans le travail, les distractions ou l'isolement pour éviter d'affronter nos émotions. Mais la paix intérieure vient lorsque l'on prend le temps de se reconnecter à soi-même. Cela peut passer par des activités qui vous font du bien, comme la méditation, le sport ou même des moments de calme dans la nature. L'objectif est de réapprendre à vous écouter et à respecter vos besoins. Ce temps de recentrage vous aidera à retrouver votre équilibre émotionnel.

L'une des étapes les plus difficiles mais aussi les plus libératrices est de se projeter vers l'avenir. La rupture n'est pas la fin de votre histoire, mais une étape de votre parcours de vie. En regardant vers l'avenir, vous commencez à vous ouvrir à de nouvelles possibilités. Il s'agit de redéfinir ce que vous souhaitez, que ce soit dans une future relation ou simplement pour vous-même. Cette vision positive de l'avenir vous donne un objectif et une direction, et cela est essentiel pour guérir.

Guérir d'une perte affective est un cheminement semé d'embûches. C'est un processus qui demande du temps, de la patience et de la bienveillance envers soi-même. Acceptez ce qui s'est passé, tirez les leçons de cette expérience, pardonnez et prenez soin de vous. Et surtout, n'oubliez jamais que vous avez la force en vous pour surmonter cette épreuve et en ressortir plus fort. La sérénité ne se trouve pas en oubliant le passé, mais en l'acceptant, en l'intégrant à votre histoire et en regardant avec confiance vers l'avenir.

C.4 Comment se préparer à aimer à nouveau après une rupture

Une rupture rend souvent difficile d'envisager une nouvelle relation. Le cœur est blessé, les doutes sont nombreux, et l'idée d'aimer à nouveau peut sembler lointaine, voire impossible. Pourtant, après avoir pris le temps de guérir et d'accepter les leçons tirées de cette expérience, il devient possible de se préparer à aimer à nouveau. Cette préparation ne se fait pas en un instant, mais elle est le fruit d'un cheminement intérieur, d'un processus de reconstruction qui vous permet de retrouver confiance en vous et en l'amour.

Guérir demande du temps et de la patience. Après une rupture, beaucoup de gens se précipitent dans une nouvelle relation pour combler le vide laissé par la précédente. Cependant, cette approche est rarement bénéfique à long terme. Vous devez d'abord vous reconnecter à vous-même, apprendre à apprécier votre propre compagnie et reconstruire votre estime de soi. Ce travail d'introspection vous permettra de mieux comprendre ce que vous attendez vraiment d'une relation future.

Ce processus de guérison inclut également un examen des erreurs du passé. Ce n'est pas une question de se blâmer, mais plutôt de prendre conscience des dynamiques relationnelles qui n'ont pas fonctionné. Cela vous aidera à ne pas répéter les mêmes schémas destructeurs. Réfléchir à la manière dont vous avez géré certaines situations, à ce que vous auriez pu faire différemment, vous permettra de grandir en tant que personne et de devenir un partenaire plus attentif et bienveillant.

Une fois ce travail intérieur accompli, vient le moment de se réouvrir à l'idée d'aimer. Ce n'est pas quelque chose qui se force, mais plutôt un état d'esprit qui se cultive. Se préparer à aimer à nouveau, c'est accepter que la vie est faite de nouveaux départs. Il ne s'agit pas d'oublier la personne que vous avez aimée, ni de nier les sentiments passés, mais d'être capable de laisser place à de nouvelles émotions. Cela signifie accepter que chaque relation est unique, avec ses propres défis et beautés.

Les relations précédentes nous offrent de précieuses leçons qui peuvent enrichir nos interactions futures. Vous savez maintenant ce que vous attendez d'une relation, ce que vous pouvez offrir, et surtout, ce que vous ne voulez plus tolérer. Cette clarté vous permet de construire une base plus solide pour vos futures interactions amoureuses. Vous serez plus à même de communiquer vos besoins, de poser des limites saines et de vous engager dans une relation qui respecte vos valeurs.

Il est aussi essentiel de ne pas se précipiter dans l'amour. La patience est un allié précieux dans ce processus. Prenez le temps de mieux connaître la personne, de voir comment elle s'intègre dans votre vie, sans pression ni précipitation. En apprenant à aimer de manière plus consciente et réfléchie, vous réduisez les risques de retomber dans des relations toxiques ou mal alignées avec vos aspirations profondes.

Se préparer à aimer à nouveau après une rupture signifie aussi avoir confiance dans le fait que vous êtes digne d'amour. Après une séparation, l'estime de soi peut être fragilisée, et l'idée même d'être à nouveau vulnérable peut faire peur. Mais l'amour véritable ne naît que dans cette ouverture émotionnelle. La clé réside dans l'équilibre: ne pas se refermer complètement par peur d'être blessé, tout en maintenant une saine protection de votre bien-être émotionnel.

Se préparer à aimer à nouveau, c'est avant tout un acte de foi en la capacité de l'amour à guérir, à reconstruire et à créer quelque chose de nouveau et de beau. Après avoir traversé la douleur d'une rupture, vous avez acquis la sagesse nécessaire pour entrer dans une nouvelle relation avec un cœur plus fort et des attentes plus claires. Aimer à nouveau, c'est croire que malgré les cicatrices, le cœur est toujours capable de ressentir l'amour dans toute sa beauté et sa complexité.

C.5 La clé pour garder l'équilibre émotionnel dans une nouvelle relation

Garder l'équilibre émotionnel dans une nouvelle relation est un défi que de nombreuses personnes rencontrent, en particulier après avoir vécu une rupture soudaine et douloureuse. Ce processus repose avant tout sur la conscience de soi, la capacité à gérer ses émotions et la mise en place de pratiques saines au quotidien. Ce chapitre final va récapituler les leçons apprises tout au long de ce livre et vous offrir des pistes concrètes pour maintenir cet équilibre dans une nouvelle relation.

La première étape pour préserver cet équilibre est de prendre le temps d'analyser les dynamiques passées. Au fil des chapitres, nous avons exploré l'importance de comprendre ce qui n'a pas fonctionné dans la relation précédente. Cette introspection, loin de se limiter à une simple réflexion, est un pilier essentiel pour éviter de retomber dans les mêmes erreurs. En étant pleinement conscient de vos schémas émotionnels et des déclencheurs qui peuvent entraîner des déséquilibres, vous serez mieux armé pour affronter les défis de l'amour.

Les émotions liées à une rupture peuvent resurgir dans une nouvelle relation. Maîtriser ses émotions permet de construire des relations plus saines et plus stables.

La communication est un autre facteur indispensable à l'équilibre émotionnel. Les conflits sont un aspect inhérent à toute relation, même les plus solides, comme l'illustre en détail ce livre. Cependant, l'approche que vous adoptez face à ces conflits détermine en grande partie l'impact qu'ils auront sur votre équilibre émotionnel. Apprendre à exprimer ses besoins sans accuser, écouter activement sans juger et éviter les réactions impulsives sont des compétences qui renforcent la solidité de votre couple. Une relation saine repose sur un équilibre entre le temps passé en couple et le temps consacré à soi. Cultiver ses propres intérêts renforce l'individu et, par extension, le couple.

En abordant la perspective de l'avenir, il faut accepter que chaque relation apporte son lot de défis et d'apprentissages. Garder l'équilibre émotionnel ne signifie pas éviter les moments difficiles, mais plutôt les affronter avec une nouvelle maturité émotionnelle. À travers ce livre, vous avez acquis des outils pour mieux comprendre vos émotions, pour mieux communiquer et pour vous engager dans des relations plus saines. Le futur est ouvert à de nouvelles opportunités, à de nouvelles expériences d'amour, et avec ces leçons en tête, vous êtes mieux préparé à les vivre pleinement.

Maintenir un équilibre émotionnel dans une nouvelle relation est avant tout un exercice de conscience, d'attention et de pratique continue. En cultivant la patience, la communication sincère et un profond respect pour soi-même et pour son partenaire, il est possible de bâtir une relation solide, basée sur une base saine. Vous avez les clés pour avancer sereinement vers cette nouvelle phase de votre vie amoureuse, en sachant que l'équilibre que vous cherchez commence d'abord en vous.

BIBLIOGRAPHIE

01. *Les blessures du silence*, Boris Cyrulnik, Odile Jacob, 2011

02. *Les hommes viennent de Mars, les femmes viennent de Vénus*, John Gray, Michel Lafon, 1993

03. *Le couple brisé: De la rupture à la reconstruction de soi*, Christophe Fauré, Albin Michel, 2013

04. *L'amour au temps du numérique*, Serge Tisseron, Albin Michel, 2015

05. *Le mystère de l'amour*, Fabrice Midal, Flammarion, 2014

06. *Ces liens qui nous font vivre*, Jacques Salomé, Pocket, 2002

07. *La force des émotions*, Isabelle Filliozat, J'ai Lu, 2003

08. *Rupture, reconstruction et métamorphose*, Yvon Dallaire, Quebecor, 2008

09. *Guérir d'un chagrin d'amour*, Doris Langlois, Les Éditions de l'Homme, 2006

10. *Les chemins de l'amour durable*, Yvon Dallaire, Editions de l'Homme, 2012